フランス式ファスティングで
カラダとココロがすべて整う

4日で若返る

「毒出し」のトリセツ

織田剛

すばる舎

タイムマシンに乗って、
時計の針を戻しましょう。

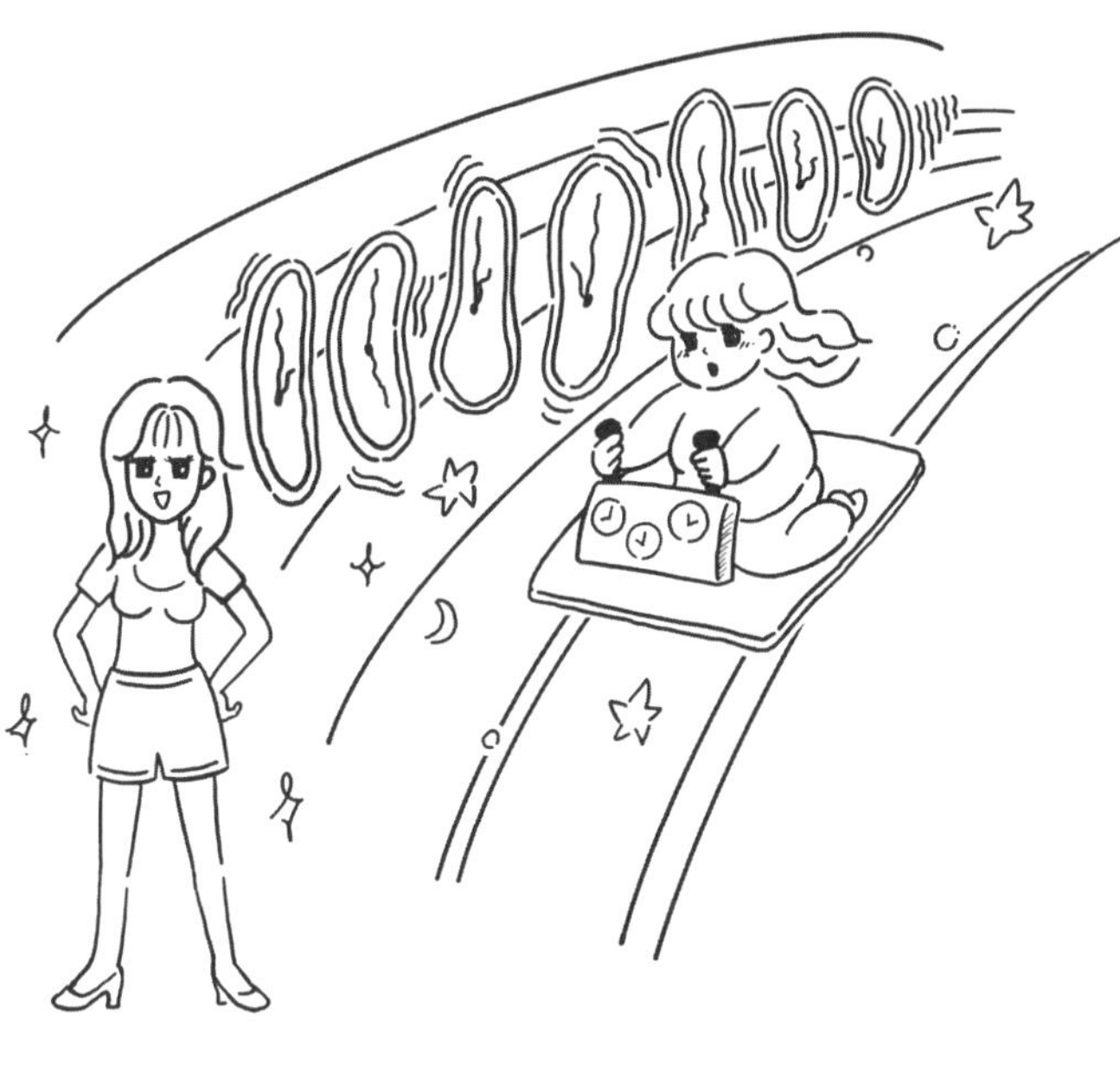

体験者の声

90kgあった体重が65kgに。

半年後には健康診断も引っ掛からなくなり、5種類飲んでいた薬も一切飲まなくなりました。

（飯田さん　60代男性）


回数を重ねるうちに頭もスッキリしだして、集中力も増し、**思いと行動が一致**してくるようになりました。必要のないことを手放せたり、躊躇《ちゅうちょ》していたことに飛び込んだりできるようになりました。

（岡さん　40代女性）

頭がすっきりして、満場一致で決まる**アイデアが出せる**ように戻りました。躊躇なく子どもを追いかけて走れるようになり、朝の支度がラクになり、「化粧をしよう」「スカートを履こう」と
生活に彩《いろど》りが出てきました。
（片山さん・30代女性）

これまでファスティングは何度かやりましたが、苦行《くぎょう》でしかありませんでした。「毒出しファスティング」は**簡単に5日やってしまい、**「あれ、これでいいの？」という感じで**5kg落ちて**いました。**（船戸さん　30代女性）**

3か月で日常の**イライラが減り、性格がよくなった**と言われました。**（柴山さん　50代女性）**

肌がきれいになったのもそうですが、美容師さんにびっくりされるほど**白髪が減って、髪の毛がツヤツヤ**になりました。**（後藤さん　50代女性）**

去年関節を痛めて、洗濯物を干すのも必死でしたが、**3度の毒出しで、昔やっていた「ビリーズブートキャンプ」ができるほど**になりました。いまでは、いろいろなところに旅行に飛びまわっています。**（山崎さん　50代女性）**

体験者の声

以前は1つひとつの動作がおっくうで、すぐに横になっていましたが、いまは起床から就寝まで横になることがなく、思ったらすぐに動くようになりました。

若いときより元気です。

（小野さん　60代女性）

突然、不調になって会社に行けなくなった。病院にいくつも通ったが解決策はなし。精神病と診断された。3度の「毒出しファスティング」で、4か月後に**社会生活に復帰できた。**

（小幡さん　40代男性）

ここ何年も体型の問題で恥ずかしく外出が非常におっくうだったが、

10kg体重が落ちたことで、外に出る勇気が出てきた。

（天野さん　40代女性）

ジムで他人から「やせたね」と興味津々にいろいろ聞かれた。年齢がいっても**理想的な体型に近づくことができて嬉しかった。**

（森川さん　70代女性）

整体の先生に「お腹まわりにかたくついていた**脂肪が取れて、柔らかくなった**」と驚かれました。

（近藤さん　60代男性）

久しぶりに会った知人から「きれいになったね」とお褒めの言葉をいただきました。最近、**数十年ぶりにナンパされました。**

（中嶋さん　40代女性）

過食により増加していた**体重が適正体重に戻りました。**かすみ目になり老眼になっていたのが改善され、**裸眼で生活できるように**なりました。

（山本さん　50代男性）

はじめに

「昔のカラダに戻れたら、もっと、いろいろできるのに……」

誰もが一度は思う夢です。あなたも、きっと一度は考えたことがあるのではないでしょうか。「あと少し若かったら」と。

本書は、そんな方のための**「時計の針を戻す方法」**です。

若返りのメカニズムはシンプルです。

「老化の原因となっている体内の毒を、ファスティングして、出すこと」

多くの最新研究が、ファスティングには「若返りの効果がある」としています。
しかし、理論はわかっても実行できない。やっても効果を感じない。
それは、臓器にこびりついた老化物質が、どうしても残るからです。

この本では、ハーブ（薬草）の力を借りてファスティングして、老化の原因を根本から、簡単に取り除く方法をご紹介します。

「腸」「肝臓」「腎臓」の順に浄化すると「あの重くてだるい感じは、なんだったんだろう？」と、驚くほどカラダが軽くなります。
そして、なぜか人生そのものまで好転しはじめる。そんな不思議な方法です。

毒出しをすると、人生の「詰まり」も消える

「ハーブを飲みながらファスティングするだけで、毒がなくなって、人生も変わる？　そんな話、あるはずがない」

もちろん、ハーブティーを飲む程度ではちょっと健康になるくらいでしょう。
それは、ハーブが持つ本来の力を効果的に使えていないからです。

ハーブというと、軽くておしゃれな響きがあります。
しかし、**本来ハーブは「薬草」**を意味します。
正しい使い方をすると、劇的な効果があります。
このことを知ったのは、フランスに留学してからのことです。

当時、私は哲学の研究でパリ第八大学の博士課程にいましたが、毎日カラダがだるく、頭はぼーっとしていました。口グセは「人生詰んだ」でした。
ところが、**ハーブ大国であるフランスで出逢《であ》ったハーブ、そして、当時流行していた最新のファスティングが、人生を大きく変えた**のです。

私は腸、肝臓、腎臓と、順に「毒出し」をしていきました。

それが終わったころには、「詰まり」が取れたかのように、仕事、人間関係、お金まわりまでも、人生全般が一気に好循環に向かっていったのです。

3年後、日本に帰ってきた私を見た人たちは、驚いてこう言いました。

「いったい何があったの？」

行き詰まっていた私が別人となっていて、まったく新しい人生がはじまっていたからです。

見えない毒が、「不調」と「老化」の根本原因

劇的な変化を起こした理由は、たった1つ。

ハーブで臓器にたまった老化物質である「毒」を抜いたことです。

カラダに毒があると聞いて、「本当かな？」と思う人も多いでしょう。

日本では「食べ物に危険な毒が含まれているなんてありえない。カラダにたまることなんてない」というのが常識です。

ところが、死に至るほどではないものの、摂取するうちにカラダを蝕《むしば》んでいく「微量の毒」を、私たちは否応なく摂り続けています。

それらは一見、毒には見えないかたちで、ふだん私たちが口にする食べ物に潜《ひそ》んでいます。

食品添加物、人工甘味料、農薬など、カラダによくないとわかっていても「微量」だから問題ない。自分に言い聞かせるようにして食べるのです。

こうした毒が蓄積して「慢性炎症」を引き起こし、謎の不調や老化の原因、さらには病気の引き金にもなる。このことは現代科学では半ば常識です。

古くなった細胞を新しくして、疲れしらずで、老化しらずのカラダでいたい。

そう思う人もいるでしょう。

しかし、その対応策がない。

だから「歳のせいだ」と言うほかに選択肢がないのです。
この本を手に取ったあなたも、その1人かもしれません。

4日でカラダが生まれ変わる、ラクで、美味しいファスティング

本書は、私がフランス留学中に膨大な文献を調べ上げ、自分自身のカラダで徹底的な人体実験と研究をしながら体系化し、1000人以上の方々にアドバイスし、実践してもらった方法です。

最新のファスティング理論と、伝統的な薬草学の叡智《えいち》を融合させ、「蓄積毒」をカラダから抜き、効果を体感できる内容になっています。

具体的には、1か月に4日間、臓器別に順番に毒を抜いていき、1つひとつの臓器の再生をしていきます。

1か月目は「腸」、2か月目は「肝臓」、3か月目は「腎臓」です。

それぞれの臓器に対応するハーブを使い分けることで、全身から効率よく、通常のファスティングでは排出できない老化物質をカラダから抜き去ります。

日本で知られている「空腹」を前提にしたファスティングからすると、本書の方法はかなり非常識です。

フランス発のファスティングの方法は簡単で、ラクで、美味しいのです。どんなに忙しくても、家族が邪魔をしてきても、食いしん坊でも、問題ありません。

空腹をあまり感じることなく、仕事をしながらでも1週間ぐらいファスティングを続けることができるので、驚かれるかもしれません。ただし一方で、やりすぎてしまう可能性があるので、正しい方法を知る必要があります。

タイムマシンの「取扱説明書」

「毒出しファスティング」は、ネットやスーパーで購入できる素材を使いながら、

必要な栄養を摂って、カラダへの負担を極限まで減らして実行します。

この本はその取扱説明書、いわゆる「トリセツ」です。実行の際には、該当箇所を見ながら進めてください。

本書は次のように進みます。

第1章では、薬草とファスティングで、奇跡が起きる理由を説明します。
第2章では、最先端の科学と薬草学の融合から生まれた理論を説明します。
第3章では、フランス発のナチュラルなファスティングの方法を紹介します。
第4章では、4日間の「毒出しファスティング」を簡単に実行する方法と、使用する具体的なハーブについてお伝えします。
第5章では、なぜ「毒出しファスティング」をすると、健康体になるだけではなく、人生のそのものが変わっていくのか。その理由を説明します。

本格的な「毒出し」は4日間です。

もちろん、ファスティングをやったことがない人は、「そんなにできるわけない」と思うはずです。

そんな方は、手はじめに1日だけ試してみてください。

「こんなに簡単なの？」と思って、4日間を試したくなる人がほとんどです。

ハーブを使うことで効果の高いファスティングができますし、何度もおこなうことで別人になることも可能です。まずは一歩目を踏み出してください。

さて、いよいよタイムマシンの扉の前に辿り着きました。

私がこれまで多くの方にこの方法をお伝えしてきて痛感するのは、カラダに蓄積した毒が原因で、本来の力を出せていない人が多いことです。

ハーブの力を借りて「毒出し」をすると、カラダが軽くなり、仕事がはかどり、人間関係がよくなります。

それだけでなく、自分の使命のようなものまで見つかり、心の底から求めていた別の人生がはじまります。

1人でも多くの人に、この体験をしてほしい。そう願って書きました。

ここまで読んで何かしらピンと来るものがあったなら、ページをめくって、実行してみてください。

なお、扉を開けるのに1つだけ必要なものがあります。

「時間を戻す覚悟」です。

「毒出し後」には、見えている風景がガラリと変わって、いまの世界には戻れないかもしれません。

数か月後、あなたは誰かにこんな質問を受けるでしょう。

「別人になったね。いま何をしているの？」

いまの自分に、そんな変化を起こしてみたくないですか？

心の準備ができたら、タイムマシンの扉を開けてください。

昼

生搾りジュース

・旬な果物（レモンでもオレンジでも…）

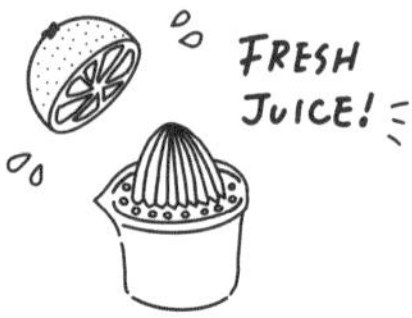

＋

ルイボスラテ

・ルイボスティ　1杯
・MCTオイル　小さじ1杯
・グラスフェッドバター　小さじ1杯

➡ ミキサーor水筒で、泡立つくらいシェイク！

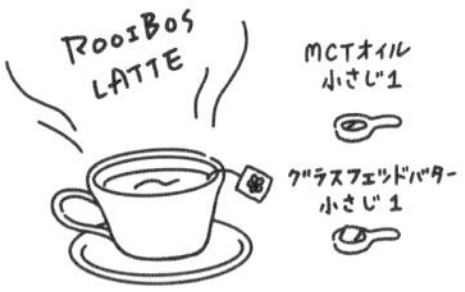

夜

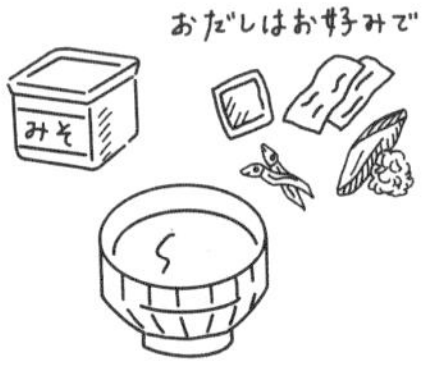

出汁入りの味噌汁

・具材（固形物）は食べない
➡ 汁を飲むだけ！

＋

海苔を数枚

（味つけ海苔はNG）

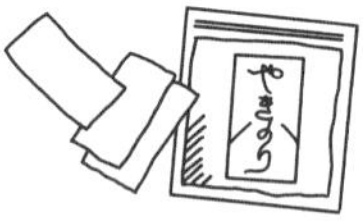

× 4日間

※水は1日2リットルを目安に飲むのがオススメ

毒出しファスティングの
最も 基本的な4日間

［例］
「腸」の毒出しファスティング

朝

ハーブシェイク

・水　500ml
・サイリウム粉末 2g
・センナ粉末　0.5~1g
・レモン汁or塩　少々

水筒でシェイク!!

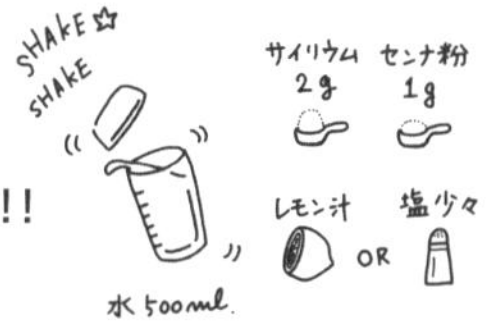

＋

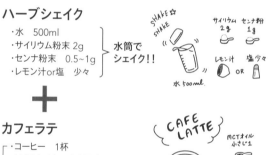

カフェラテ

・コーヒー　1杯
・MCTオイル　小さじ1杯
・グラスフェッドバター　小さじ1杯

→ ミキサーor水筒で、泡立つくらいシェイク!

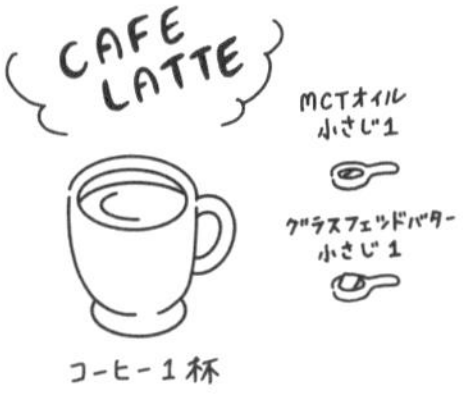

「肝臓」と「腎臓」の毒出しファスティングについては、以下よりDLできます

← 肝臓
https://subarusya1.com/download/detox/detox-2.pdf

← 腎臓
https://subarusya1.com/download/detox/detox-1.pdf

ラクで、美味しい!!
これで、
4日でカラダが
若返る!

第１章

なぜ「毒出し」と「ファスティング」を同時にするのがよいのか？

第2章

毒出しすると、人生に何が起きるのか

第3章

空腹感ゼロのフランス式ファスティング

もくじ

第4章

カラダもココロも生まれ変わる「毒出しハーブ」の具体例

第5章

「毒出し」で本当の自分に目覚める

もくじ

プロデュース　長倉顕太、原田翔太（The Authors Club）
編集協力　高橋朋宏（ブックオリティ）
イラスト　力石ありか
ブックデザイン　池上幸一

※「毒出しファスティング」は、ご家庭でおこなっていただく健康法であり、医療ではありません。効果には個人差があることをご了承ください。また、本書で紹介しているハーブの分量目安を参考にしていただき、過剰摂取などはお控えください。くれぐれもご自身の体調と相談をしながら、無理なくおこなうようにしてください。

第1章

なぜ「毒出し」と「ファスティング」を同時にするのがよいのか?

ヘドロの川に棲《す》むガマガエル

ある日のこと、鏡を見るとそこに大きなガマガエルがいました。

生気を失った目、ふくれたほっぺた。自分とは思えない何者かが鏡に映されていました。**まぎれもなく私自身でした。**悪い魔法をかけられたかのように、私は別人になっていたのです。

当時の私は大学院に在籍していました。苦学生の鏡のような生活。週に4回のアルバイトで学費を稼いでいました。

不摂生な日常のおかげか、高校生のときよりも20kgも体重が増え、80kgになっていました。

・朝起きたら、菓子パンをコーヒーで流し込み出勤
・昼は、回転寿司などを食べる
・夕方は、油でギトギトなラーメン
・家に帰って深夜、コンビニ弁当にビール

「こんな急な太り方をして、ポックリ死ぬ人をたくさん見てきました。早くダイエットしてください」


こんなことを同僚に言われました。

私は反論できずに、スナック菓子を頬張りながら、幸福なハムスターのようにただニコニコしていました。

しかし、心のなかでは笑えませんでした。

当時つき合っていた女性に突然、理由もな

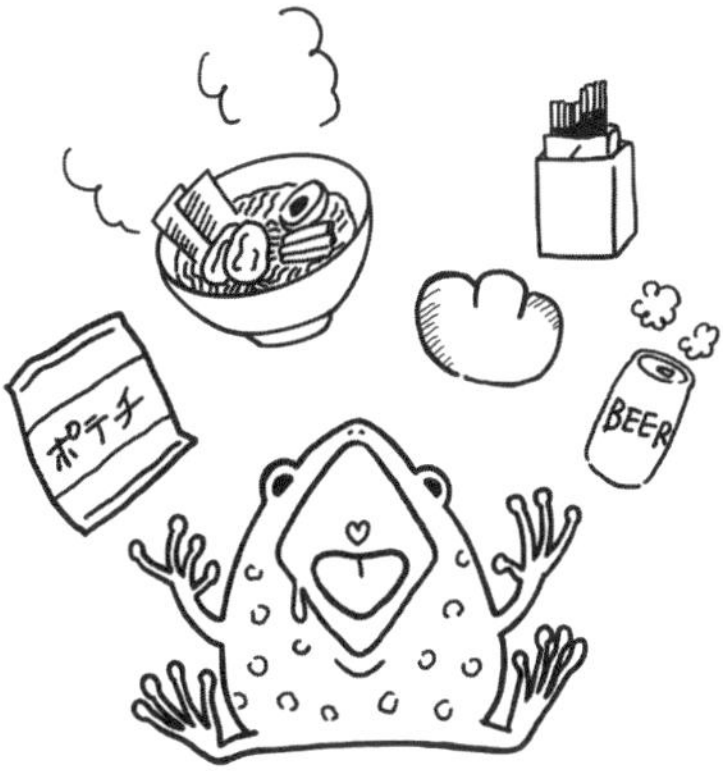

く別れを告げられ、人生は悪循環にハマっていたからです。


ある日の帰り道、雨が降っていました。

アルバイト先は、東京・五反田の目黒川沿いにありました。

目黒川は雨が降るとひどく臭い匂いが漂います。川底にたまったヘドロが雨で上がってくるのでしょう。

鼻につく匂いを嗅ぎながら、「自分は都会のヘドロの匂いがする場所に棲む、ガマガエルになったのだ」と思いました。


「人生詰んだ」


これが当時の口グセでした。

1つだけ願いが叶うならば、数年前に戻って、この人生ゲームをやり直したい。

でも、そんな漫画みたいなことがあるわけがない。

当時の私は、出口の見えない絶望のなかにいました。

ところが、その4年後、私がフランス留学から帰ってきたとき、当時の私を知る人たちは目を丸くして、こう言いました。


「織田くん、肌ツヤがよくなったね」

「パワフルになったね」

「フランスで何があったの」


なぜなのでしょうか。

たしかに努力もしましたし、ラッキーなこともあったかもしれません。

しかし「人生詰んだ」と思っていたときも同じくらいの努力をしていましたし、チャンスもありました。

ただ、当時は呪いの魔法をかけられたがごとく、何をしてもうまくいかなかったのです。

あえて1つだけそのときとの違いを挙げるならば、フランスで、ハーブを使ってカラダから毒を抜いたこと。

それ以降は、いままでかけられていた悪い魔法が解けたかのように、カラダが軽くなり、頭が冴《さ》えて、エネルギーがあふれ出るようになりました。

「毒出し」をしたことが、私を別人に変え、信じられないようなできごとが起こりはじめたのです。

「毒出し」したら、奇跡が起きる

「毒出しファスティング」によって毒を体外に出す。するとたった数日で、次のようなことが起きます。

・やせる
・肌のハリツヤがよくなる、ピチピチ水を弾く
・気になっていた白髪が減って、黒髪が増える
・夕方になると疲れていたのに、1日中、全力が出せるようになる
・いつもの不調、頭のモヤモヤが消える

「歳のせいだ」とか「努力不足だ」とか言われて片づけられてしまうようなこと

の原因の多くが、じつは**「蓄積した毒」**のせいであることが多いです。

この「毒」は、飲めば即死する「毒薬」の毒ではありません。

のちほど詳細をお話ししますが、一定の量を摂取しても、すぐに死には至らない「微細な毒」です。

徐々に、しかし確実に私たちのカラダに忍び込み、蝕んでいきます。

頭がモヤモヤするといった物理的な側面だけでなく、私たちの人生にも〝詰まり〟のような現象をもたらしてしまうのです。

それは、実際に毒を抜いた瞬間に、ようやく初めて「毒のせいだったんだ」とわかるのです。

ですから、もし不調を感じて「歳のせいだ」と思ったり、何かしらの努力をしてうまくいかないことがあったとしても、**それはもしかすると、自分のせいではなくて「毒のせい」かもしれません。その可能性を疑ってください。**

この本でお伝えするのは、ファスティングという、よく知られている健康法の1つです。それは、健康だけでなく、人生そのものにも原因不明な素敵なできごとを起こす方法でもあります。

「ハーブ」も「ファスティング」も、科学によって説明がつかない現象を起こすことは知られています。

この2つが精妙《せいみょう》に組み合わさることよって、不思議な「魔法的」とも言える効果を生むのです。

本書では、ハーブとファスティングを組み合わせることで、なぜ魔法のような現象が起きるのかを説明していきたいと思います。

甘くてキケンなファスティングの罠に気をつけて

「ハーブを使ったファスティングを教えています」

私がこう自己紹介をすると、まず何よりも **「どれだけやせるのですか？」** と聞かれます。

そして、その人は **「一度ファスティングしましたが、リバウンドしました」** と苦い顔をして続けるのです。

ひと昔前まで、ファスティングは特殊な人がやる「修行」のイメージがありました。ところが、ここ数年は世界的なファスティングブームの影響も手伝ってか、次第に知名度が高まってきました。

・酵素《こうそ》ファスティング
・プチ断食《だんじき》
・半日断食
・週一断食
・プロテインファスティング

さまざまな方法が流行しました。

あなたも、もしかするといずれかの方法に挑戦したことがあるかもしれません。

しかし、日本でなじみのある従来のファスティングは、一時的にやせるなどの効果はあっても、結果的にリバウンドしたり、不健康になってしまう、間違ったファスティングの方法が多いです。


なぜそうなるかというと、そもそも日本ではファスティングが「ダイエットの一種」として受け入れられてしまっているからです。

つまり「これだけやれば、やせる」など甘い売り文句のダイエットとして、フファスティングがおこなわれているのです。これが間違ったファスティングの温床《おんしょう》となっていると、私は考えています。

一例を挙げるなら、**「添加物が入った酵素ドリンク」**を使用したファスティングです。

欧米では、ファスティング時にこうした添加物入りのドリンクを使用することはほぼありません。

せっかくカラダにたまった非自然の物質を出そうとしているときに、やっているそばから非自然の物質を入れることは本末転倒と考えるからです。

また、添加物を含もうと含まなかろうと、「酵素ドリンク」を使うことはほとんどありません。これらには砂糖などの糖質が使われています。空腹時に飲むと血糖値を強烈に上昇させる働きをするので、カラダに負荷を与えます。

もちろん、酵素を摂ってはいけないというわけではありません。

生の果物や生野菜を搾れば、カラダにいい生の酵素ドリンクができます。

フランスでは「ファスティング時の飲み物は自分の手でつくるもの」という常識があります。私もそのように教えています。

私の生徒さんは、毒出しファスティングを知るまで、「市販の酵素ドリンクを買っておこなうのが当然」と考えている人が大半でした。

「自分でつくる果物ジュースと、スーパーで買う果物ジュースは、どちらが健康にいいと思いますか？」

このように言われて初めて、ダイエット業界の甘い罠にかかっていたことに気がつくのです。

一見よい「プチ断食」で、なぜリバウンド地獄に陥るのか？

酵素ドリンクのファスティングに加えて、「プチ断食の効果はどうでしょうか？」という質問もよくいただきます。

私は「添加物入りの酵素ドリンク」よりは、はるかに健康効果が高いことを伝えたうえで、こう答えます。

「やせますが、おそらくリバウンドします」

プチ断食の「プチ」は「ちょっとした」の意味のフランス語です。

別名「インターミッテントファスティング（間歇的《かんけつてき》断食）」です。

「1日3食すべて食べるのではなく、空腹の時間を持ちましょう。これもファスティングです」という考え方です。

これは「ご飯を食べない日があるなんて、考えられない」と思う人には福音《ふくいん》とも言えます。

たしかに、現代人は食べ過ぎです。

消化をしないうちに、次々に胃腸に食べ物が押し込まれている状態です。

若いうちは代謝能力が高いのでいいのですが、年齢を重ねるにつれて、空腹時間が必要という主張には強く同意します。

このプチ断食は、実際に食べ過ぎの人には一定の効果がありますし、健康にもよさそうな気がします。

「コツコツと、無理なく、負担なく」

なんとも素敵な響きです。いつの間にかカラダから毒が抜けていそうな気がします。

しかし、残念ながらそうは問屋《とんや》がおろしません。

プチ断食に挑戦した人の多くが、結局はリバウンドしてしまう。そんな姿を私は数多く見てきました。

なぜ、もとに戻ってしまうのか？

理由は単純です。

カラダに根本的にたまっている「毒」が抜けないからです。

少し毒が抜けたくらいでは、結局は、以前の状態に戻ってしまうのです。

泥水でいっぱいになったバケツを想像してみてください。

コップ1杯程度の泥水を外に出して、その代わりにきれいな水を入れたとしましょう。その程度では、すぐに泥水に戻ります。

これと同じ理屈で、「プチ断食」にチャレンジして少しばかり毒を出したとしても、根本解決には至らないのです。

では、どうしたらいいでしょうか。

私が提案しているのは、徹底的に、主要な臓器そのものから毒を抜くことです。

ハーブを使って体内の毒を洗浄する。すると、全身に毒がない状態が当たり前になる。もし毒が入ってきたとしても、毒がない状態があたりまえなので、毒なしの状態に戻る。

多少はカラダに毒が入っても、毒がない状態に「逆にリバウンドをする」ことになるのです。

「毒出しファスティング」はダイエットではないのですが、リバウンドすることがありません。

多くの人はファスティングをダイエットの一種として考えるので、つい体重に目が行きがちです。

でも、目を向けるべきは「蓄積毒」。

これを根本から洗い流すことなのです。

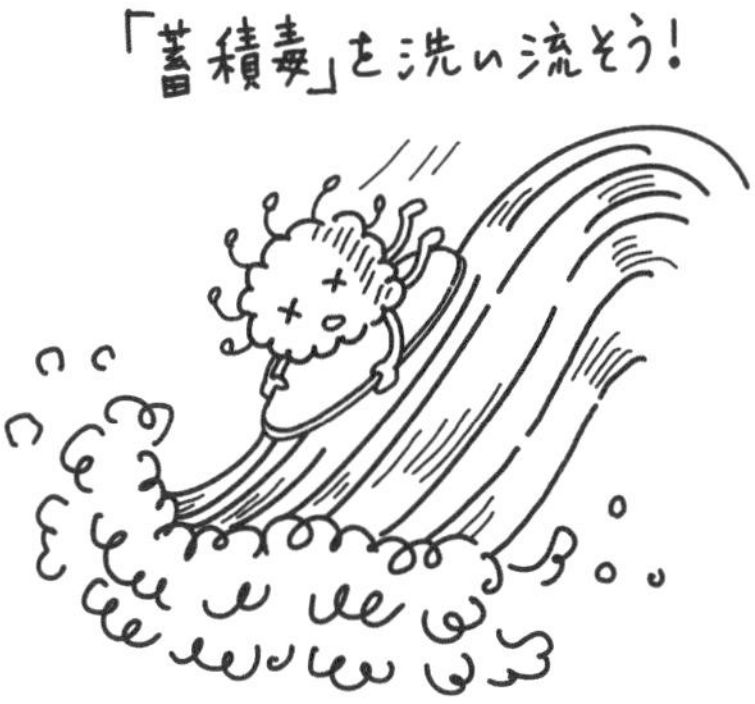

あれもこれも毒？　食べていいのだろうか……

本書が定義する「蓄積毒」は目に見えない幽霊のようなものです。
何か悪さをしているのだけど、盲点になっていて見えない存在です。

毒の存在に関しては、多くの人が知っています。

・トランス脂肪酸
・食品添加物
・残留農薬（殺虫剤、除草剤、防カビ剤）

これらがカラダに毒であるということを知らない人は、あまりいないのではないでしょうか。

見過ごされやすい例をあげると医薬品も毒です。**多くの薬が石油由来ですし、添加物も含まれます。**その点はサプリメントも同じです。

さらに、**化粧品やシャンプー、制汗スプレー、洗濯用洗剤など**もあげると、毒のリストはほぼ無限に出し続けることができます。

しかし、ここに毒の問題があります。

日常生活のすべての場面で「毒なしでは生きていけない」ということです。

体内に毒素が日々蓄積することは、現代文明に生きる以上、避けることは不可能です。

「あれにも、これにも、毒がある」と言うと、眉をひそめられます。場合によっては「自分は何を食べたらいいのか！」と怒られることすらあるかもしれません。

見えない毒が体内にたまっていると考えること自体、気分がいいことではありません。また、生活習慣に関わることですから、他人にとやかく言われたくない話題です。

ですから、とくにまわりの空気を読んで発言をすることが求められる日本においては、「毒の話はしない」が常識となっています。

毒がカラダに有害であることを知る人々は、毒を避けた生活をします。ただし、そう発言することはははばかられます。幽霊の目撃者のように変人扱いされてしまうのがオチだからです。

日本社会では「毒は存在しないことにする」ほうが生きやすいのです。

誰もが「食べ物に毒など入っていない」と無視しながら、毒を少しずつ摂取し、やがて体調不良に至る。

こうした毒がもたらす悲劇はそこかしこで起きています。しかし毒に由来する不調はなかったことになっています。

友だちからトランス脂肪酸がたっぷりのお菓子を出され、楽しい会食でラーメンが出てきて、「この毒は食べてもいいのだろうか」と一抹の不安を抱く人もいるのではないでしょうか。

あるいは、心の底で不安を感じながらも「できるだけ毒を避けているから大丈夫」と自分に言い聞かせている人もいるでしょう。

しかし、怯える必要はありません。

毎日、毒が含まれた食べ物を過剰に避けるのではなく、それを受け入れて、毒を〝外に出してしまえばいい〟のです。

毒は、ためたら出せばいい

「毒を避けているから、私は大丈夫」

こう言い切ることは、現代社会を生きる以上は無理かもしれません。

それは「私は毎日掃除しているから、家にはチリ1つありません」と言い切ることに似ています。

毒はハウスダストのようなもの。1ミリ以下の見えにくいチリやホコリは、どうしてもたまります。どんなにきれいを心がけても、根絶するのは不可能です。

ですから、定期的な大掃除で出してしまえばいいのです。

ここで、根源的な問題に突き当たります。

「私たちの社会は毒をタブーのようにして扱ってきたので、多くの人が正しい毒

出しの方法を知らない
「やり方がわからないから、見なかったことにするほかにない」
ということです。

「毒出しファスティング」は、腸や肝臓や腎臓の臓器にたまった毒をデトックスして、臓器そのものを若返らせるものです。

それを聞いて、「こんなことはありえない」と思うのではないでしょうか。
「臓器の機能が下がったらもう終わり。もとに戻らない」
そんな社会通念を多くの人が共有しています。

欧米では臓器のデトックスハーブなるものが一般的な薬局で販売されていますが、日本ではあまり販売されていません。デトックス自体、何やら怪しげな横文字と理解されて、忌避《きひ》されている節《ふし》すらもあります。

しかし、ここではっきりと言いたいと思います。
ダメージを受けて機能低下をした臓器の修復は、不可能ではありません。

もちろん臓器の損傷がひどくなってしまって手がつけられない状態なら話は別ですが、ある程度の機能低下ならば、臓器にたまった蓄積毒を抜くことでかなりのレベルまで、回復します。

臓器にたまる汚れは、ハーブとファスティングを併用することで落とせます。それぞれの臓器に対応したハーブを使うことで、洗浄することができます。

「臓器を洗っていく」なんて、非常識な話で信じられないと思う方もいらっしゃるでしょう。

私も「毒出し」の本場のフランスに行くまでは、ハーブがこれほどの力を持っていることは知りませんでした。その力に魅せられ、私は留学先で自らのカラダで人体実験を重ねた末に、毒出しファスティングを体系化しました。

次に、このいきさつについて話をしたいと思います。

「元気がいいのは週に2日」という日々

私は、20代の最後の年にフランスに留学しました。

「フランスの博士課程に留学した」というと、たまに「織田先生は裕福な家のエリートだったんですね」と言われることがあります。

しかし、実家は経済的に恵まれていなかったので、日々のアルバイトで生活費を稼いでいました。すでにお話ししたように、気がついたらガマガエルのような姿になっていました。

実家に帰ったとき、父親は憐《あわ》れむ目をしながら私を見て言いました。

「〝太った豚より、やせたソクラテスのほうがいい〟という言葉を知らないのか。そのカラダでよく哲学を研究しているなんて言えるな」

脂肪のついた自分のお腹を見て、何も言い返せませんでした。
しかし、内心は「太った豚で何が悪い、何も恥じることはない」と思っていました。
なぜなら、ストレスの防衛策のごとくカラダについた脂肪は、労働の「勲章」だと当時は思っていたからです。

その後、人生の転機となったのは、塾の先生をしていたときのことでした。
あるとき、小学5年生の女子生徒たちに国語の授業をしていたとき、1人の女の子にこう言われました。

「先生、スーツにチョークの粉がついてるよ。ダサーい。先生は死んだ魚の目をしているね」

授業で使っている国語のテキストに、「ヒロシは死んだ魚の目をしていた」との文章があり、それを引用して茶化してきたのです。

図星でした。

当時の私は大学院生活が長かったのですが、先が見えない大学教授の夢をあきらめて就職するしかない。でも、こんな人間をいったい誰が雇ってくれるのか。さっぱり未来が見えない。そんな不安のなかにありました。

私は「苦労したらきっと何かいいことが起きるかもしれない」と根拠のない期待をしながら、苦学生生活を続けました。

しかし、大学院生を続ける資金は家にはもうありませんでした。

夢をあきらめる以外に、有効な手は見つかりませんでした。

それだけだったらいいのですが、当時の私は、常に頭が何かモヤモヤしている状態。全開で生きていると感じられるのは、週に一度あるかないかでした。

お金もない、コネもない、若者に残された最後の武器である体力もない。

元気がいいのは週に2日だけ。

そんな人間にこれ以上、夢を見ることはできません。

当時28歳。精神的にも肉体的にもボロボロでした。若者が過大な夢をあきらめる一般的な年ごろなのかもしれません。


ところが突然、フランス留学の奨学金の話が飛び込んできました。トントン拍子に、パリ第八大学の博士課程に編入することが決まったのです。

「実年齢よりも20歳若く見える教授」の秘密

突如として舞い込んできた奨学金のチャンス。パリに行ったら何かが変わるかもしれない。私はそんな希望を持ち、渡仏しました。

しかし、数か月後の私の人生は変わっていませんでした。

半年も経たないうち、大学からもらった奨学金は底をつきました。

留学したのはいいけれど、日本に帰るしかない……。

とある雪の日、私はセーヌ川のほとりを歩いていました。

雪が積もった橋の上で立ち止まり、凍った川を見下ろし、私はこう呟いていました。

「また、人生詰んだ。ここから飛び降りたらラクだな」

生き続けることに未練はないけれど、日本の両親が、パリで消息を絶った息子の捜索をするのは大変だろうなと考えました。

結局、私はセーヌ川に飛び込めませんでした。

このとき、私はこう呟いていました。

「ドラえもんのタイムマシンがあったらいいな。10年ぐらい前に、時計の針が戻せたらなぁ」

まさかこの願いがすぐに叶うとは思いませんでした。

翌日、私は当時の指導教授の研究室に行ったのですが、そのときに「ファスティング」というタイムマシンが現れたからです。

指導教授の研究室は、パリの中心地区にありました。

私は、論文指導の面談で彼の研究室に呼ばれたのです。

彼は多忙で、ラジオやテレビ番組に引っ張りだこでした。


私は、彼を新進気鋭の若手教授だと思っていました。

見た目は30代後半。私よりも5歳くらい歳上なのかなと思っていたのです。

ところが、話を聞くうちにいろいろと辻褄《つじつま》が合わない点が出てきました。

すると彼は、自分は56歳で、もう少しで大学引退の年だと言ったのです。


私は驚いてこう聞きました。

「先生は56歳なんですか？」

「いきなりどうしたの？」と、教授は不思議な顔をしていました。

私はとっさに、このように質問していました。


「何をしたら、そんなに若くいられるんですか？」

彼はにっこり微笑んで、こう答えました。

「定期的にファスティングして、デトックスをすることだよ」

このセリフを聞いて、ドキッとしました。というのも、私はファスティングをしたことはあったけれどリバウンドしていたからです。それに、デトックスはなんだか怪しいと思っていました。

でも目の前の教授は実際に若いし、とりあえず信じてみようと思った私は「なるほど、ありがとうございます」と言って、研究室をあとにしました。

マイナス18kg、フランスで出逢った若返りのタイムマシン

帰り道、私は書店に立ち寄り、ファスティング本のコーナーに立ちました。たくさんの書籍が置かれていました。

当時、フランスではファスティングが大流行していました。『Le jeûne, une nouvelle thérapie ?(ファスティングは新しい治療法なのか?)』という書籍が映画化されているほどでした。

ファスティングの研究が進んでいることに感心しながら立ち読みをしていたら、こんな一文に出逢います。

「腸のデトックスハーブブレンドを飲みつつ、ファスティングをする。これが私

の健康の秘訣」

たしかに、ただファスティングするよりも効果的かもしれない。

こう思って、気がついたら私は薬局のハーブの棚の前に立っていました。

さすが、フランスはハーブの本場です。臓器ごとにデトックスをするためのブレンドハーブティーが並んでいました。

- **腸のデトックスのハーブブレンド**
- **肝臓のデトックスのハーブブレンド**
- **腎臓のデトックスのハーブブレンド**
- **血液のデトックスのハーブブレンド**

日本にいるとあまり想像がつかないのですが、フランスでは日本の漢方と同じようにハーブが販売されています。長い歴史と伝統があります。

私は本に書いてあった通りに、腸のデトックスハーブを手にして帰り、数日間の腸のデトックスに取り組みはじめました。

ファスティングを開始して3日目。私は驚きました。**モノを食べていないので腸には何もないはずなのに、「なんでこんなに出てくるの?」と思えるほど大量の「ブツ」がおしりから出てきたのです。**

しかも、石油のような異物の匂いがするのです。

「これはいったい何なのか? 腸から出てきたものだろうか? それともデトックスハーブに由来するものなのか」

これで研究者魂に火がつきました。

私は、フランスの国会図書館の地下にこもって薬草学の書物を読みあさり、腸のみならず、肝臓、腎臓、膵臓、胆嚢、ほぼすべての臓器の「毒出しレシピ」があることを知りました。

「よし、腸のデトックスが終わったら、次は肝臓のデトックスハーブ。全部試してみよう」

こうして人体実験をすることを決意します。

1つひとつの臓器をデトックスしていくたびに、カラダはどんどん軽くなり、頭も冴えていき、エネルギーが湧いてくるようになりました。

先にお話ししたように、留学前は週に2日ぐらいしか頭が冴えている日はない、死んだ魚の目をした男でした。

しかし、毒を出した瞬間、別の人生が急速にひらけてきたのです。

「最古の知恵」と「最新の科学」を融合した、毒出しファスティング

この体験をもとに、研究に研究を重ね、私はハーブを使ったファスティングを「毒出しファスティング」として体系化しました。

研究をしていくうちに、ハーブとファスティングの組み合わせは歴史のある治療法の1つであることがわかりました。

事実、ハーブとファスティングの組み合わせは、ギリシャの医学の祖・ヒポクラテスから、ローマ医学のガレノスに継承され、連綿《れんめん》と続いてきた王道の医術でした。

16世紀の医者パラケルススは「内科医のできる仕事は、患者に断食と薬草を処

方することでしかない」と述べています。

これだけ聞くと、非科学的な発言に聞こえるかもしれません。

しかし、**当時の文献を読み解けば、医師たちは膨大な伝統的薬草学の知見に基づいた処方をしていたことがわかります。**


ハーブを使って治療をしていた存在としては、よく怪しげな絵で描かれる魔女を想像する人もいるかもしれません。

大鍋で何か毒々しいものを煮込んでいるイメージがあるかもしれませんが、実態は、不調の人が訪れる民間の医療者でした。

そして、毒々しい液体は、ハーブを入れたスープだったのかもしれません。

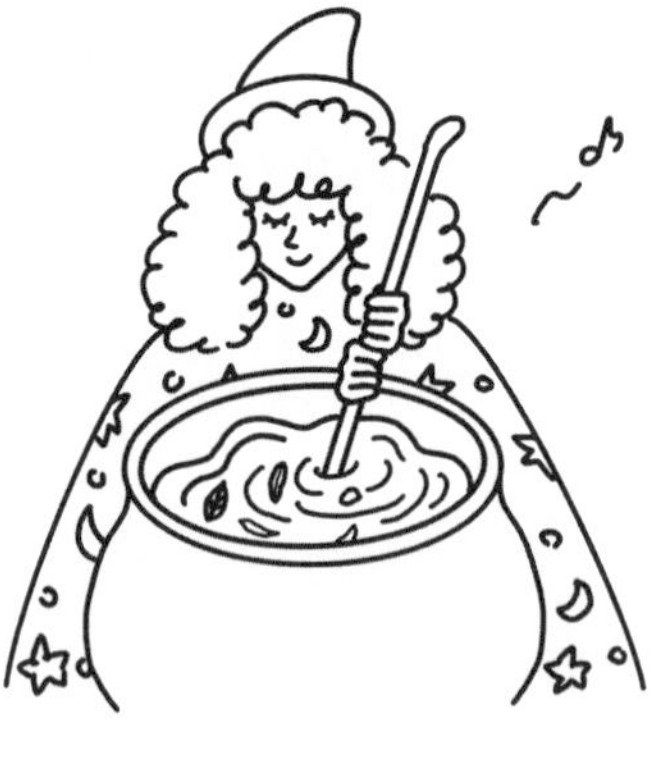

他方で、ファスティングにも古い歴史があり、さまざまな効果効能が知られています。

これもハーブと同様に近代になってナンセンスと軽んじられてきましたが、れっきとした治療法の1つでした。

最新の研究では、現代医療では治らないとされて見放された疾患《しっかん》が治癒《ちゆ》していくことが知られています。

ドイツでは「ファスティングで治せない病気は医者でも治せない」と言われ、フランスでは「メスを使わない手術」と言われています。

ここ数十年で、安全で、生理学的にも正しいファスティングの技術が体系化されています。

「毒出しファスティング」は、この〝古くて新しい〟技術が融合してできあがったものです。

両方とも現代医学とは異なった学問体系を備えています。現代医学の盲点となるアプローチが可能になります。

想像もしなかったような結果が出るという意味で、毒出しファスティングが「魔法」と呼ばれることもあるのです。

実際に、ハーブを使ったファスティングを実行した人のなかには、それまで魔物か幽霊にでも取り憑《つ》かれたかのような顔をしていたにもかかわらず、一気に顔色が明るくなって、どんどん人生を変えていく人が数多くいます。

私自身も、フランスに行くまではガマガエルのような顔をしていました。その私を変えたのは、間違いなくハーブとファスティングなのです。

臓器の油汚れは、水では落ちない

毒出しファスティングは、なぜ魔法のような結果を出すのか？

くわしいメカニズムは、次の章で話をします。

いまの段階でイメージだけ理解しておいてほしいのが、「臓器」そのものを、デトックスハーブを使って徹底的に洗浄するということです。

一般に、ファスティングというと「腸」の正常化に重きが置かれます。

もちろん腸も「解毒《げどく》」という点で言うと重要な臓器です。これが汚れていると話になりません。

しかし他方で、人体の解毒の臓器として「肝臓」「腎臓」も、大きな役割を持ちます。

この2つの臓器に毒がたまっていたら、いくら腸をきれいに洗浄したとしても、意味がないのです。

一般的には、これらの臓器は一度ダメになったらもはや戻らない、手をつけられないと考えられています。しかし、ハーブを正しいやり方で使うことで、ピンポイントで洗浄することができます。

臓器の汚れは、台所の油汚れと似ています。

油汚れは「水」だけでは掃除できません。でも、それ専用の洗剤を使ったらどうでしょうか？　水でゴシゴシしても取れなかったものが「あら不思議」とばかりにきれいになるはずです。

台所の掃除をするときに洗剤を使うのと同じ理屈です。ハーブという道具を使うというわけなのです。

このとき、**同時にファスティングをすることがポイント**です。なぜなら、台所を掃除するとき、掃除以外の作業は一度ストップしなければいけません。

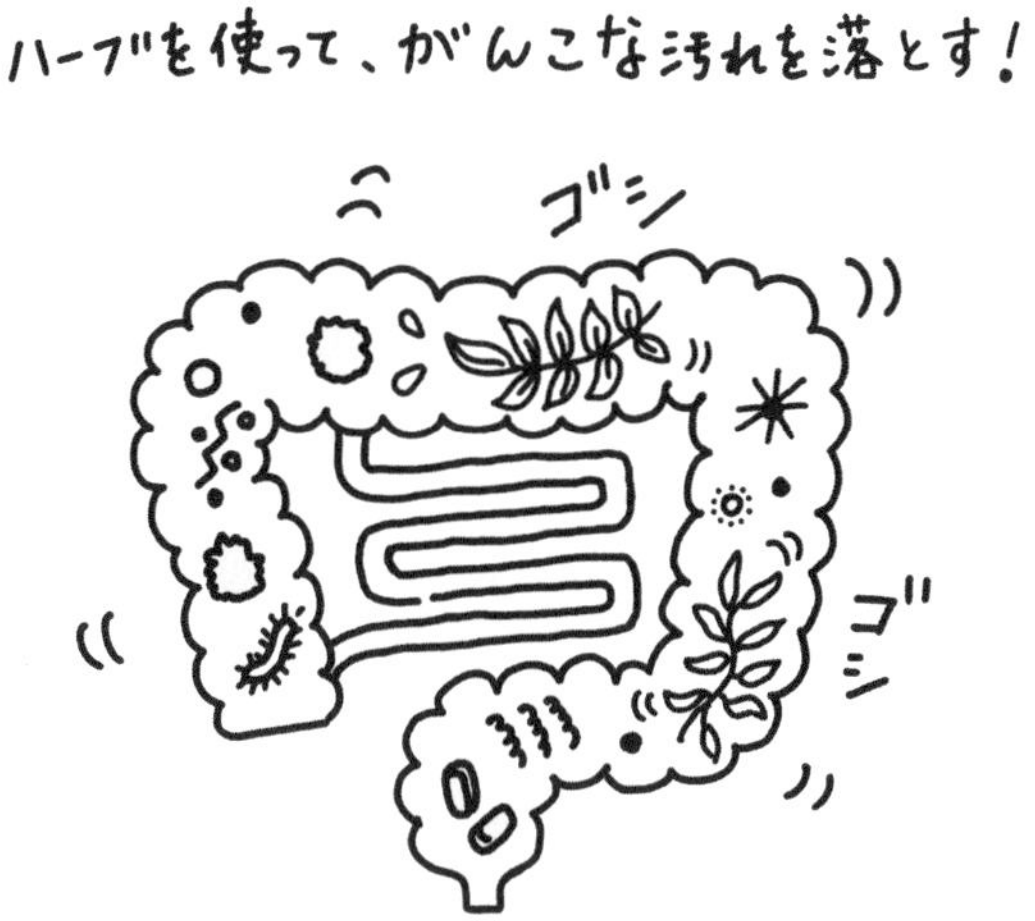
ハーブを使って、がんこな汚れを落とす！
ゴシ
ゴシ

毎日、肝臓も腎臓も働きっぱなしです。**この仕事を一度止めて、掃除の専門業者の特殊な薬剤を使って、がんこな汚れを落とす。**

以上が、ハーブを使いつつファスティングをして臓器の蓄積毒を出すイメージです。

一見単純に見えるので、なぜ、こんな簡単な方法が知られていないのかと思われる方もいらっしゃるかもしれません。

しかし、それにはそれなりのワケがあります。

ハーブは本来「薬」です。

健康のためのハーブと聞くとマイルドなイメージがあるのですが、**効果があるということは、飲み過ぎるとカラダに負担をかけますので、使い方には注意をする必要があるということです。**

また、臓器をデトックスするにも順番があり、ファスティングにもやり方があります。

「面白そうだから、気が向いた臓器のデトックスハーブを使って、ランダムにやろう」という形でおこなうことは、よくありません。

正しいやり方で一気におこなわないと、効果がありません。

次の章から、そのメカニズムや方法をくわしくお伝えしていきます。初めて実行する際には、必ず読みながらおこなってください。

第２章

毒出しすると、人生に何が起きるのか

「オクサレ様が出ました！」

ある日、不思議なタイトルのメールが届きました。

何のことだと思って開いてみると、冒頭はこのように書かれていました。

「織田先生の方法で、半年で12kgもやせました。たぶん〝アレ〟が出たおかげさまです」

以前のメールからはまったく想像つかない、明るいトーンの文章でした。

パン屋さんを営むメグミさんは、更年期《こうねんき》に悩んでいました。

その半年前にくれたメールには、このような症状が書かれていました。

・頭だけが熱く、湯気が出てるみたい
・イライラ、思春期の子どもとバトルばかり
・長時間寝ても疲れが取れない、眠りが浅い
・めまい、朝起きられない状態
・ときに脂汗をかいて座り込む、立てない
・やる気が出ない、うつ症状

彼女は、続けてこう書いていました。

「カラダをリセットしたいと思い、断食道場にも行き、３泊４日の断食を体験しています。結果はイマイチでした。食には気をつけていますし、やれることはすべてやったのです。結局、更年期はどうにもならないのでしょうか」

彼女は半ばあきらめながらも、「織田先生のファスティングに望みがありそうだから、挑戦してみたい」と思ったそうなのです。

この半年後にいただいたのが、「オクサレ様が出ました！」というメールでした。

「驚いたのは、何回かチャレンジして体重が落ち着いてからも、どんどん異物が出ることです。ある日、例の宿便《しゅくべん》が出ました。先生も〝オクサレ様〟が出ると言ってましたよね。あれです」

「オクサレ様」をご存じでしょうか？

スタジオ・ジブリの映画『千と千尋の神隠し』で、ヘドロのような物体として外から侵入してくる不気味な存在です。

主人公の千尋がこの不気味な存在を「薬草湯」で洗うと、ヘドロのような物体が洗い流されて、最後に神様が出現します。

メグミさんは「まさか本当にオクサレ様が出るとは思っていなかった」と驚き、メールをくれたわけです。

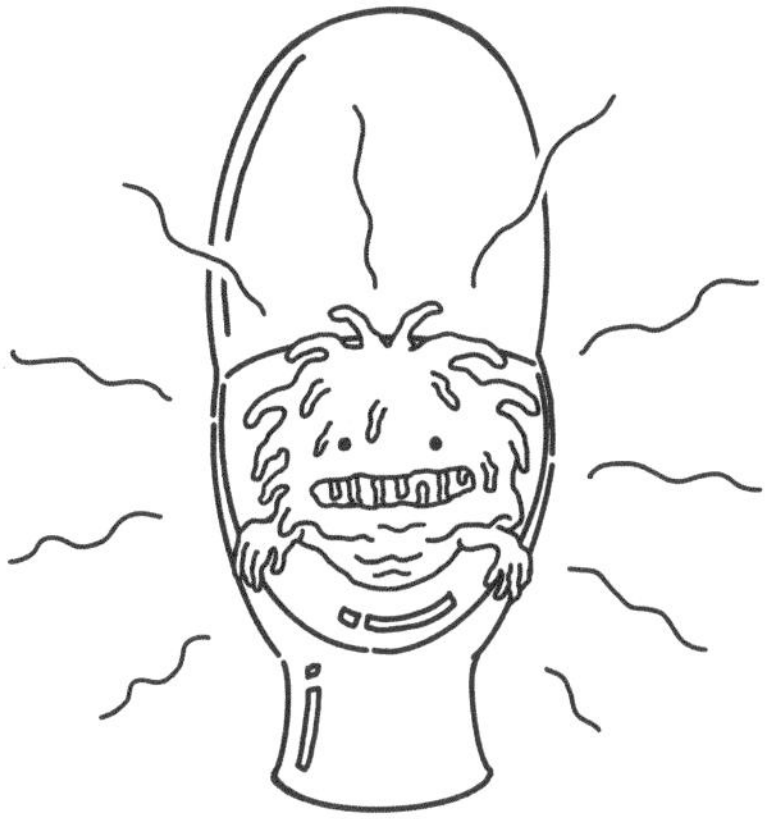

彼女の半年前の健康診断の数値は、中性脂肪も悪玉コレステロールも、肝機能の数値も、すべて「要再検査」でした。ところが**「オクサレ様」が出たころには、彼女はまったくの別人と化していました。**

問題となっていた健康診断の数値はすべて「問題なし」。かかりつけの先生は、彼女が部屋に入ってくるなり、びっくりした目をして、こう言ったそうです。

「おやせになったわね！」

そして先生はすべてが変わっていたカルテを二度見、三度見して、こう言ったそうです。

「ほんとすごいわ。どんなダイエットをしたの？」

のちに、彼女とお会いしたときに次のような打ち明け話をしてくれました。

「旦那さんにも〝ドラム缶〟と言われてショックでした。でも別に、ダイエットをしようと思っていたわけではありません」

当時は本当に体調が悪くて、藁《わら》にもすがる思いでいろいろやってみた。何をしてもうまくいかない。「年齢のせいだ」と、あきらめていたとのことでした。

「でも、いまはいいの。もうスッキリ！　すべてが許せます。あんなものがカラダのなかにあったら、仕方ないですよね」

このときの彼女の顔は、憑きものが取れたように晴れやかでした。

カラダのなかに潜む「魔物」

この話を聞いて、どう思いましたか？

おそらく多くの人が「いや、私にこんなモノあるはずがない」と思ったのではないでしょうか？

私のもとにはこの魔物の目撃証言が日々届きますが、最初はほとんどの人がそんなものはないと思っているようです。

「食べるものに気をつけていますし、腸活《ちょうかつ》もしていいます。まさか、たまっていないと思います」と。

ところが、ハーブを使ってファスティングをすると「何も食べていないのに、なぜこんなに出るのだろう?」と驚くほど、便が出ます。

ある日、突然、この「魔物」と対面することになるのです。

これを見た瞬間にすべてを悟ります。


「こんなものが体内にあったら、体調がいいはずがない」


おそらく人によっては「あれも、これも、すべて、こいつが原因だったのか」と叫びたくなるかもしれません。

それくらいインパクトのある体感も伴います。

この「魔物」を出したとき、いままでは濁ったサングラスをつけていたのかと思うほど視界がクリアになって、カラダが軽くなる感覚があるからです。


私たちは、「自分のなかに毒なんてたまっていない、肉体も思考も自分が完全に支配している」と思っています。

しかし、じつはカラダにたまった毒に、無意識レベルで肉体も思考も支配されていることがあるのです。

そのことに初めて気がつくのは、私たちのなかに知らぬ間に棲みつき、見えない形で支配している「魔物」を引きずり出したときなのです。

「魔物を出す」とか「オクサレ様」とか、変なことを言いはじめたぞ、と思っている方もおられるでしょうが、これにはある理由があります。

いまのように、ダイエットの技術としてファスティングが知られるようになったのは、ごく近年の話でしかありません。

ヨガの世界でファスティングは「クリアヨガ（生まれ変わりの行）」と呼ばれます。万病を治し、悟りを開く目的でおこなわれます。魔物のような「毒」の塊を出すことが、それを完了した証とされています。

ほかにも、多くの宗教においては、自分のなかの「精神的な魔物」を追い出し、新しい精神的境地を獲得することが目的ですらあります。

有名なところでは、イエス・キリストの「荒野の断食」があります。

「イエスは悪魔の試みを受けるために、御霊に導かれ荒野に行かれた。そして四十日、四十夜、断食をし、空腹を覚えた」（マタイによる福音書第四章）

数千年の間、ファスティングは肉体と精神を同時に浄化する方法としておこなわれてきた側面があるのです。

オクサレ様を「魔物」と名づけたのは、この伝統にしたがったものだったのです。ただのレトリックではありません。

毒出しで、羽が生えたように軽くなる

「毒出しファスティング」は、当然こうした精神修行が目的ではありません。イエスやブッタやムハンマドたちのような宗教者たちがそうしたように、40日以上の断食を推奨するものでもありません。

私が提案するのは、月に4日間、最短3か月で別人になる方法です。

生まれ変わるという点では、同じゴールに辿り着きます。

一般的なダイエットのように「何kgやせること」といったゴールでなくて、明瞭なゴール地点が決まっています。

それは、**薬草の力を借りて、魔物のような毒を抜くこと**です。

第1章で見てきたように、多くの人が毒の存在を無視しています。そのため、終わりなきリバウンド地獄から抜け出ることができません。日々、体重計との戦いに明け暮れています。

何よりも、毒が蓄積して私たちのカラダのなかに棲みついた「魔物」の存在を伝えても、多くの人が信じてくれません。

こんなことを言っても「魔物だなんて、驚かせないでください」と言われて、取り合ってくれないでしょう。

しかし、私は真剣です。誇張表現として言っているわけではありません。

人間、歳を取ると、どこかの臓器が痛みます。ある臓器はほかの臓器よりも負担がかかって、毒素がため込まれた状態になっています。

遺伝的な要素や、日々の習慣は人によって違います。

ですから、タイミングはわかりません。しかし、人はある程度の年齢に到達すると、いつかどこかで爆発する時限爆弾が仕掛けられた状態になっています。

そしてある日、爆発して大腸がんになったり、肝硬変になったり、糖尿病になったり、心不全になったり、脳卒中になったりするわけです。

私たちのカラダのなかには、ほかの臓器よりも毒素が多くため込まれた状態、いわば「魔物の巣」とも「時限爆弾」とも言えるような臓器があるわけです。


カラダに巣くっている魔物を、ハーブという強力な作用をもつ物質の力を借りて洗浄する。これが毒出しファスティングの目的です。

短期間で万病と呼ばれるものが治癒したり、憑き物が取れたようにスッキリしたり、悟りを得るような感覚を手にしたりと、魔法のようなできごとが起きる奇跡の杖だとも言えるのです。


しかし、魔物という名がついている以上、1日や2日で出すことはできません。

好きなハーブを、好きな順番で使いながらファスティングしたところで、魔物が外に出てくることはまずありません。

全身の毒を抜くには、正しい順番があります。

そして、正しい手順でおこなわなければ魔物と対面することはできません。

仮に対面したとしても、毒のダメージを受けてしまい、大変な思いをしてしまうので、慎重におこなう必要があります。

この魔物を出し切ったとき、**その人はもう二度とリバウンドすることがありません。**別人になっています。

いままで重いダンベルを持って歩いていたのかと思うほどにカラダが軽くなり、「以前のような重い状態には戻りたくない」と思うからです。

まるでいままで支配されていた「魔物」から解放されたように、**身も心も軽くなり、生まれ変わったことを心の底から実感する**ことになるでしょう。

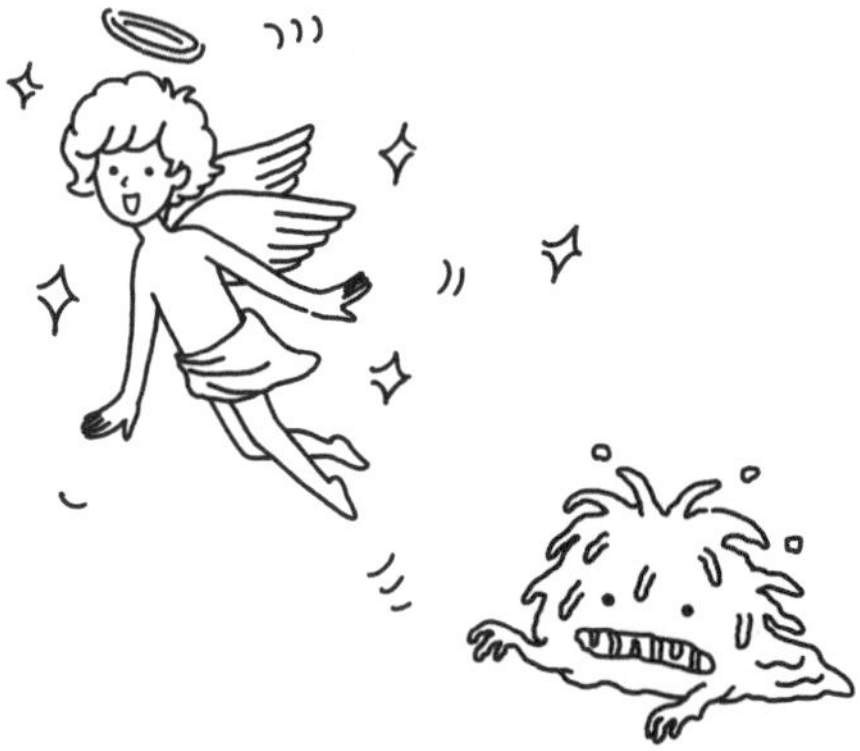

「宿便」はあるのか、それともないのか

ところで、この魔物はいったい何なのでしょうか？

そもそも本当に存在するものなのでしょうか。

まずは、この点をはっきりさせなければなりません。

あなたがもしファスティングに一度でも取り組んだことがあるなら、きっとこういった話を聞いたことがあるのではないでしょうか？

「ファスティングで宿便を出して、腸活をしよう！」

この「宿便」こそが、私たちがこれまで「魔物」や「オクサレ様」と呼んできき

たものです。

ファスティングの世界では従来から、この「宿便」を出すと、万病が治ると言われてきました。

私自身も、毒出しファスティングによって宿便が出てきたあとで、次のようなことが起きたという体験談を幾度となく聞いてきました。

- **長年、糖尿病予備軍扱いされていたけど治った**
- **バセドウ病で手術を宣告されたけど治った**
- **長年痛かった関節リウマチが治った**

たしかに、万病に効くと断言する人がいるのも「なるほど」と思うほどに、宿便なるものを出したあとのカラダの変化は絶大です。

ただし、もちろん極端な話ですから、賛否両論あります。

「宿便がある派」と「宿便はない派」の論争は、昔から繰り返されてきました。

前者の「宿便がある派」の主張はこうです。

「現代人は食べ過ぎで、腸に食べ物を詰めすぎている。腸にゴミカスがへばりついてしまった。腸の汚れは万病の原因。だからこれを取り除いたら万病が治る」

しかし、「宿便はない派」はこのように反論します。

「宿便なるものは存在していません。その証拠に大腸をいくら内視鏡で見てもないからです。そもそも、腸がきれいになったら解決するなど、ありえない」

実際はどうなのでしょうか？

結論を先に言うと、「宿便」は存在します。

しかし「宿便は腸にへばりついたカスである」という説はとりません。

宿便が「腸」に由来するものだという仮説、これこそが「論争」を迷宮入りさせている真の原因だと考えます。

事実、食べない状態が何日続いても「便のようなもの」が出ます。

人によって異臭がしたり、しなかったり。ただ、何かしら通常の便とは違うものが出てくることが観察されます。

しかし、ここで出てくる「宿便」と名のついた存在は、腸とは別のところに由来している。

そう仮定しないと、説明がつかないことが多いのです。

不調の犯人は「腸にへばりついたゴミ」ではない

「真犯人は別のところにいる」

このことに気がついたのは、フランスでハーブを使ったファスティングをしていたときのことです。

私はまず、腸の洗浄ハーブを買い込んでファスティングを開始しました。

数日間経っても、どんどん宿便のようなものが出てきます。

なぜ、通常の便とは比較にならないものが出てくるのか？　とりあえず私は、こう思うことにしました。

「腸は大腸・小腸合わせて8メートル近くあるらしい。だから、相当ゴミがたまっていたのだろう。これが宿便だろうな」

しかし、この1か月後、肝臓を浄化するハーブを使ってみようと思って実行したら、不思議なことが起きました。

同じように、大量のブツが出てきたのです。

しかし、前回とは少し色や形が違う気がします。

さらに、その次に腎臓のハーブを使ってやってみても、似たようなことが起きました。宿便のようではあるけれども、前回とは少し違うものが出てくる。

事実だけ見るなら、出てきている「宿便」と呼ばれているものは、腸から出てきているものだけではなさそうです。

「それぞれの臓器に由来する、別のゴミではないか?」と考えないと、辻褄が合わないのです。

それでは、この宿便という存在は何なのか?

この宿便は、**不要になった細胞の塊**と考えられます。

人の細胞は、環境から毒を摂取することで、遺伝子が損傷した**「老化細胞」**になります。別名**「ゾンビ細胞」**とも言われます。

この細胞は炎症タンパク質や活性酸素を吐き出しています。

まわりの環境を悪化させ、ダメージを与えて増殖することから「ゾンビ」と言われているのです。

ファスティングをすると、体内のこの古い細胞をリサイクルする機構にスイッチが入ることが知られています。

これを「オートファジー」と言います。

イギリスの細胞生物学者クリスチャン・ド・デューブが、細胞が自らの古い細胞を自死させて分解している現象を発見しました。

自分の細胞を食べているように見えるので、ギリシャ語で「オート＝自己」「ファジー（食べる）」と命名されました。

日本でファスティングの臨床研究の第一人者である鶴見隆史医師は、「宿便」

について、こう述べています。

「いわゆる『細胞便秘』（毒素細胞＝脂肪細胞、重金属・軽金属・糖化物、その他）が、断食を実施することによってアポトーシス（自死）をして、崩壊物となり排泄されるのです。それが宿便なのです」

※鶴見隆史『オートファジーで細胞からととのう3days断食』評言社

つまり宿便とは、腸だけではなく、肝臓や腎臓などそれぞれの臓器の〝老化した細胞が出てきたもの〟と考えることができるのです。

臓器の老化細胞の塊、これこそが宿便です。

ハーブの「優しい毒」が細胞を再生する

ここまでの話から、毒出しファスティングで出る魔物、「宿便」の正体ついておわかりいただけたかと思います。


しかし、なぜハーブを使うことが必要なのでしょうか。

この点を次に見ていきましょう。


ハーブを使わなければ、主要な３つ臓器の「宿便」はなかなか出てきません。

いや、**出てくるのですが、時間がかかりすぎます。**それこそ、先ほどあげた宗教者たちのように40日程度、時間がかかってしまうこともあります。

それを、ハーブを使うことで４日間×３か月、トータル12日で済ませることができます。

では「毒出し」のときに、ハーブはどのような働きをしているのでしょうか？

結論から言うと、「蓄積毒」を出すための「優しい毒」として機能します。

「ハーブは毒です」と言うと驚く方もいると思います。

しかし私たちは、日々、植物の毒をうまく活用して生活しています。

ハーブティーと聞くと、おしゃれなイメージもあると思いますが、味が苦いと感じる人も多いでしょう。

この苦味は、植物が外敵から食べられないよう自分を守るためにつくったもので、「アルカロイド」と言われるものです。植物がつくり出す化学物質「フィトケミカル」の一種です。

「コーヒー」や「緑茶」にもこれらは入っています。脳を覚醒させますし、抗酸化作用があります。人体に有用に働きます。

ただし**大量に摂取すると、カラダに負荷を与える毒にもなる。**このことはご存じの方も多いのではないでしょうか。

たとえば、肝臓が機能不全を起こしているところに、肝臓に働くハーブ「マリアアザミ」の成分は、毒となる刺激を与えます。

こうすることで、肝臓細胞の「破壊」と「再生」をさせます。

つまり、先ほど述べたオートファジーを加速させるというわけです。

「ぼーっ」としてうたた寝状態の肝臓に対して、ビンタをして、起こすイメージでしょうか。

これによって、肝臓は「こうしている場合じゃない」と目を覚まして、正常機能を取り戻します。

弱って機能低下している細胞が再度、自立して働けるように、生命力を注ぎ込んでいるようなものです。

「ハーブは天然の植物だから、ハーブティーはカラダに優しい」と思っていた方は、もしかしたらびっくりしたかもしれません。

しかし、ハーブは厳しい優しさを持っています。

この**天然の毒こそが、私たちの細胞が不自然なかたちで取り込んでいる毒を出すための刺激になる**のです。

毒出しファスティングでは、このハーブの特性を使用し、個々の臓器が自己再生するオートファジーの状態を加速させるのです。

平均４日後に異臭のする「アレ」が出てくる理由

それでは次に、毒出しファスティングが、どのように宿便を出すのかを見ていきましょう。

個人差はありますが、一般的なファスティングでは「宿便」にお目にかかることができるのは、１週間から10日程度です。

ところが、ハーブでファスティングをすると最短で３日、平均は４日で化学物質のような匂いのするものが出てくるのを目撃することになります。

どの臓器も同じメカニズムなのですが、ここでは腸を例にします。

腸はさまざまな仕事をしています。

一般的に想像する消化吸収だけでなく、免疫機能の約7割が腸にあります。セ

ロトニンなど、精神活動を司るホルモンを腸内細菌と共に生成しています。

もちろん年中無休で働き続けています。休む間もなく大量の食べ物が運ばれて、掃除もしない状態。**たまには休ませて、掃除をする必要があります。**

でも、なかなか人間は掃除をする暇を与えてくれません。

食事、洗濯、子どもの世話と忙しいお母さんにたとえて見てみましょう。

ある日の夜、事件が起きます。

小学生の息子がチューインガムを絨毯《じゅうたん》にくっつけてしまいました。時間をかけないと、なかなか取れそうにありません。

しかし、今日はいつも以上に仕事が多くてクタクタです。

いつもは掃除する彼女も「疲れた。今日はもう寝よう。明日起きたら掃除しよう」と言って、そのまま放置してしまいました。

たまにはそういう日があっても、誰も彼女を責めることはできません。

しかし、ここで悲劇が起きます。

朝起きると、誰かがガムを踏みつけ、完全に絨毯にこびりついていました。

さて、このへばりついてしまったガム（毒）をどうやったら取ることができるのでしょうか？

水洗いでも、たっぷり時間をかければ取れるかもしれません。しかし、なかなかそんな時間はありません。

そこでファスティングとハーブの出番です。「専用の洗剤」を持ったプロに、掃除を依頼するのがベストです。

こうすることで、ただ水洗いをするよりも圧倒的に早く、こびりついたチューインガムの塊のような石油の匂いがする物体が出てくるのです。

では、この物体は何か？

私たちは日々、石油由来の毒を大量に摂っています。ファーストフード、スイーツなどを筆頭に、薬や添加物など、さまざまな石油由来の食品を食べています。

毒出しファスティングで出てくるオクサレ様の正体は、これなのです。

3つの臓器を4日間洗浄すれば、別人になる

腸だけでなく、肝臓、腎臓に対応したハーブで、さらに「毒出し」をしたらどうなるか？

それがこの章の冒頭でお話しした、メグミさんのケースです。

彼女は、それぞれの臓器をターゲットにしたハーブを使うファスティングで、「危険」と診断された数値を劇的に下げました。

それぞれの臓器を洗浄するハーブを使うことで、危険レベルにまで上がっていた数値を「異常なし」にまで戻したわけなのです。

世の中には、若返りサプリやアンチエイジング療法が多数あります。

そのようなサプリをいくら試しても無駄だったのに、腸や肝臓や腎臓の油汚れ

を取ったら一気に若返ったというわけです。

どこかのタイミングで、毒が一番多くたまっている場所が洗い流されます。

毒が多くたまるのは、あなたが日々酷使する場所です。

この場所を掃除したとき、全身の循環を止めていた「詰まり」を取ることになる。これが人生を劇的に変えるスイッチを押す瞬間です。

ただし、やり方を間違えてはいけません。

先ほど、私は掃除専門の業者を入れるようなものだと言いました。

しかし、それがいかにいいものだからといって、毎日、部屋にずっと入れ続けていたら、日常生活に支障が出て、逆にストレスになってしまいます。

ある程度の掃除が終わったら、一旦ストップをする必要があるのです。

私がこの考え方に初めて触れたのは、フランスの「ハーブ薬局（エルボリストリ）」に行ったときのことです。

フランスでは、不調になったら、こうした薬草店に行って自分の症状を植物療法士に相談して、ハーブブレンドを処方してもらうことがあります。

日本でも漢方の専門家のところに行って、ブレンドを処方してもらうことがあります。これと似ています。

初めての場所に、勇気を持って足を踏み入れました。

すると、そこは魔女の家のような場所でした。

驚くほどの量と種類の薬草の瓶が置いてあって、軽いめまいがしたことをいまでも思い出します。

おそるおそる女性の植物療法士さんに声をかけると、「どのような悩みですか？」と聞かれ、私は「なんとなく疲れている」と答えました。

すると席に座るように促され、ひと通り話をしたあとで、このセリフと共にハーブブレンドを処方されました。

「あなたはおそらく肝臓に負担をかけやすいタイプなので、このブレンドを出しますね。ただし、長く使ってはだめです。薬は毒なのだから」

「薬は毒」というフレーズと、このときの植物療法士の女性の強い表情を、いまだに覚えています。

実践するにあたっては、何も知らないうちから安易に取り組まないようにしてください。

正しいやり方と期間だけは守る必要があります。この点は、くれぐれも注意してください。

「毒出しファスティング」中の空腹は禁止！

ここまでの話から、ハーブとファスティングの組み合わせが強力なものであり、注意をする必要があることは、おわかりかと思います。

しかし、ここでこのような疑問が出るのではないでしょうか？

「4日間、空腹に耐えられるかわかりません」

ファスティングを経験したことがない方なら、1日何も食べないこと自体が「狂気《きょうき》の沙汰《さた》」だと思うのではないでしょうか。

しかし、毒出しファスティングには、こういう前提があります。

「空腹状態は禁止。お腹が減ったとしたら、やり方が間違っています」

ファスティングの間は「お腹も心も満ち足りた状態をキープするように」と口を酸っぱくして言います。

こう言うと**「気持ちが満たされるのが大事なのはわかりますが、お腹が減らないとしたら、毒出しの効果があるのでしょうか？」**と心配されます。

なぜ、このような話になるかというと、日本の一般的なファスティングの常識と比べると、かなり非常識な考え方だからです。

ファスティングの経験者や、くわしい人なら、この話を一度は聞いたことがあるのではないかと思います。

「空腹を我慢することで、若返りの遺伝子が活性化する」

たしかに、ファスティングが若返り現象をもたらすのは、オートファジーによるものであることは間違いありません。

しかし、**肉体を追い込むまでしなかったとしても、この機能は十分に発動します。**細胞をリサイクルさせるために、自然に起きる生体現象だからです。

たとえば、寝ている間にもオートファジーは起きています。**飢餓感《きがかん》を起こすまでおこなえば確実にオートファジーは発動しますが、絶対に必要な条件というわけではないのです。**

昔、運動のトレーニングで「ウサギ飛び」がありました。これは膝に負担を与えすぎることで、現在は推奨されておらず、ほとんどおこなわれていません。

これと似ているところがあります。「ファスティングの効果は、空腹の苦しみを耐えて乗り越えた人だけに与えられる果実だ」という、やや禁欲的な考え方から〝水だけファスティング〟などを実行して、ときに危険なケースに至ることもあります。

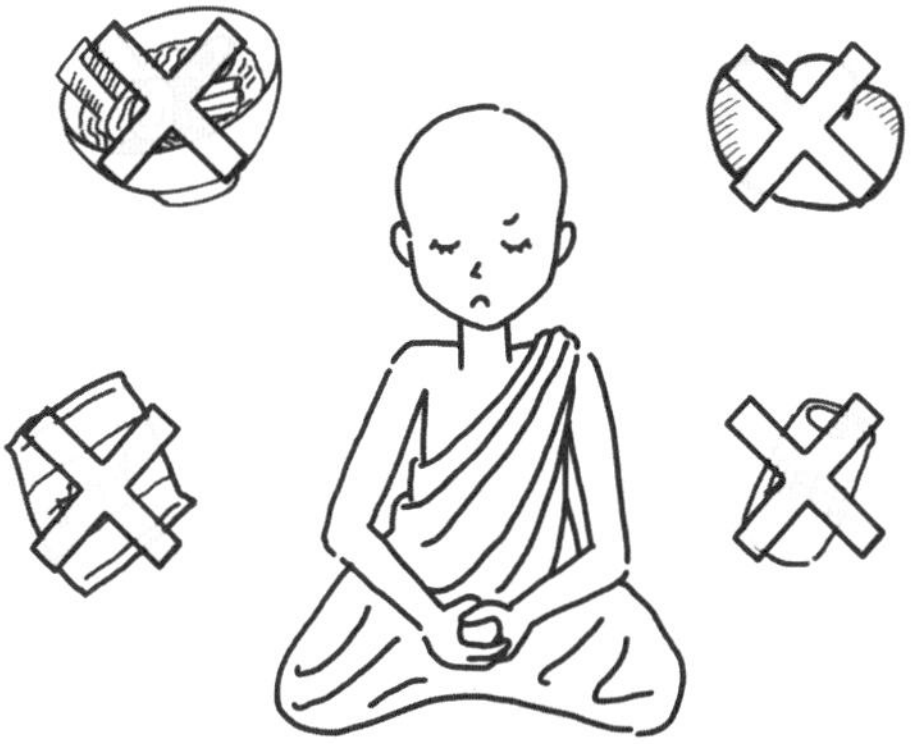

毒出しファスティングは、短期勝負のダイエットではありません。

3か月でおこなう若返りプログラムです。

だからこそ、**実行したらつらい思い出が残るものではなくて、楽しく美味しく続けられるものでなくてはいけない**のです。

それに、目的はあくまでもカラダに蓄積した毒という「魔物」を出すことです。「飢餓感」という別の敵と戦う必要はないのです。

「お腹の虫の声」を無視してはいけない

多くのファスティングでは「お腹がグーッと鳴るまで我慢しなさい」とアドバイスされます。

一般的に、このうめき声のような「グー」をこう解釈します。

「カロリー（糖質）不足で死にそうだよ」と。

しかし、私にはこの「グー」が別のことを言っているように聞こえます。

「オートファジーモードに入ります。必要な栄養をください」と。

おかしいと思った方もいるかもしれません。

というのもオートファジーは、「栄養不足だ」と細胞が感じるから、古い細胞を壊し、そこから栄養を取り出すのだと考えられてきたからです。

そうした側面はたしかにあるのですが、カロリー不足を解消するためだけにオートファジーがあるわけではありません。

オートファジーは、広い意味で言うと「細胞が古くて不用なタンパク質などを破壊して、それをリサイクルする活動」です。

ただ単にカロリーをつくるために、オートファジーがおこなわれているわけではないのです。

ところで、1日に成人男性が摂取すべきとされているタンパク質の量はどれくらいかご存じでしょうか？　答えは60g程度です。

では、人間は1日どれくらいのタンパク質を、自分でつくっているでしょうか？　答えは240gです。

こう考えると、かなりの量をオートファジーでつくっていることになります。

盲点となりがちですが、**オートファジーにも、酵素やミネラルなどの栄養素が必要となります。**

「無」から「有」はつくれません。

ましてや「毒出し」ともなると、毒を排泄して、細胞を再生する作業が連続しますから、複数の微細なミネラルが必要です。

それが不足すると、オートファジーの機能が十分に働かなくなってしまうのです。

もし、このときにカラダからのヘルプの声を無視したら、どうなるか？

こうした生体反応が起きます。

・頭がふらふらになる
・謎の頭痛がする
・エネルギーが湧いてこない

この現象を、毒が出ていい方向に向かっていると解釈して「好転反応《こうてんはんのう》」だと言う人もいますが、これは間違いです。

カラダからのメッセージを受け取る必要があるのです。

これからお話ししていく栄養素を正しく摂れば、「お腹の虫の鳴き声」は不思議なことにピタリと止まります。

たとえば高速道路に乗っているとき、道のどまんなかでガス欠を起こしては事故につながりかねません。適度に給油する必要があるわけです。

ハーブという天然の毒を使って蓄積毒を破壊する「毒出し」という行為は、カラダに負荷を与えます。

ですから、栄養素がカラダに行き渡っている必要があります。

さて、ここまでで毒出しの基本理論は説明し終えました。

いよいよ、次の章からハーブを使った「毒出しファスティング」の具体的な方法をお伝えしていきます。

第3章

空腹感ゼロのフランス式ファスティング

美魔女の国フランスのファスティングレシピ

「この人、いったい何歳なんだ！」

フランスにいると、そのような人に出会います。俗にいう「美魔女」という存在です。

哲学の研究で留学したはずだった私は、日本にないファスティングに出逢い、ハマってしまいました。

当時の私は太っていました。不摂生な生活で慢性的に疲れた状態でした。頭が日々モヤモヤしていて、カラダも至るところで悲鳴をあげていました。ですから、ダイエットはしなければいけないと思っていました。ファスティングもしてみようとも思っていました。

ただ「お腹が減るのは嫌だ」との心の声。食べるのが大好きな私は、一歩踏み出せずに躊躇していました。

そのときにフランスの書店で出逢ったのが、フランスのある女性が書いたファスティングの本でした。

自宅で美味しそうな生搾りジュースやハーブティーを飲み、ヨガや瞑想をしながら楽しむ、パリジェンヌのライフスタイルが書かれていました。

日本にいるときには思いもつかないようなレシピが書かれていて、書店で本を開いたとき、驚いたのをいまでも覚えています。

「美味しそう、やってみたい」

そう呟いていました。

目の前の本の美味しそうなファスティングレシピに、一気に引き込まれていったのです。

それまでファスティングというと、市販の「酵素ドリンク」を購入して苦しみながらやるものだと思っていましたから、とても衝撃的でした。

たとえば、フランスの女性脳科学者ソフィー・ローランと女医のイヴリーヌ・ブルドワが書いた『Le grand livre du jeûne（ファスティング大辞典）』という本があります。

ここでは次のようなレシピが紹介されています。

・モロッコ風タジンスープ
・プロヴァンス風牛骨スープ
・オリエンタルスパイストマトスープ
・日本風うまみ味噌汁
・ギリシャ風えびの煮込みスープ

「これならできるかもしれない」

そう思った私はすぐに実践してみました。

すると不思議なことに、3日も経たないうちに頭がどんどん冴えてきて、すぐにフランス式のファスティングにハマってしまいました。

気がついたら半年後に日本人向けのフランス語スクールを設立し、3年後、帰国するときにはパリマラソンを3回完走しているほどの健康体になっていたのです。

美味しくて自由なフランス式のファスティングレシピとの出逢いが、私の人生を大きく変えました。

「毒出しファスティング」はハーブが重要な役割を持っています。

しかし、これにはレシピがなくては成り立ちません。

なぜか。これから、その秘密をお話ししていきます。

「飢餓感」よりも「まんぷく感」が大事なワケ

一般的なファスティングでは、毎日同じ酵素ジュースを使って、我慢しながら飲み続けます。

「修行のようだけど、ダイエットだから仕方ない」

かつての私のように、そのつらさに耐えることがファスティングだと思っている方も多いのではないでしょうか。

第2章で説明したように、「ファスティングといえば精神修行」というイメージがそうさせているのかもしれません。

しかし、じつは**「まんぷく感」を感じ、楽しみながらおこなったほうが、苦痛**

の表情を浮かべながら「飢餓感」に耐えておこなうより、はるかに簡単に最短で結果を得ることができます。


たとえば、こういう場面を想像してみてください。

まわりは美味しい料理を食べているなかで、自分だけつらい思いをすると、どうなるでしょうか？

食欲を無理に我慢してしまうと、逆にそれが終わったあとをありありと鮮明に想像してしまいます。

「このファスティングを終えたら、ケーキを食べよう、チョコレートを食べよう、ラーメンを食べよう」と妄想がふくらんでしまいます。


この続きは容易に想像がつきますね。

その直後ではないにしても、どこかでそのイメージを実現化するべく、ドカンと食べてリバウンドしてしまうのです。

これは、その人が「根性なしでダメだ」というわけではありません。我慢をする心理的負荷がかかると、その負債を取り戻そうとします。ファスティング中に苦しめば苦しむほど、終わったあとに快楽を求めて、その効果をチャラにするメカニズムが働くのです。

事実、多くの人がこのリバウンドの悲劇を繰り返してしまっています。

しかし、**もしファスティング中に、毎晩美味しいメニューがあったら、どうでしょうか？**

私が先日おこなった4日間の毒出しの、夜のスープは次の通りです。

・1日目：豚汁
・2日目：伊勢海老のビスク
・3日目：鯛のあら汁
・4日目：鶏ガラ味噌スープ

もしかしたら「なんて贅沢なレシピだ。けしからん！」と思う方もいるかもしれません。

もちろん、これは私のような上級者の例ですが、どうでしょうか？

これらの美味しいスープを飲むと「ああ、美味しい！」と口に出してしまいそうな気がしませんか？

そして、４日間のディナーが楽しみになりませんか？

毒出しファスティングを経験すると、４日間はつらく我慢するものでなく、待ち遠しいものに変わります。終わったあとに「次はいつやろうかな」と思ったらしめたものです。

ファスティング中は「1日3食」つくりなさい

「腹が減っては戦《いくさ》ができぬ」ということわざの通りで、正しい毒出しには、適切な栄養が必要です。

加工された酵素ドリンクなどを飲んでも、気持ちは一瞬紛れますが、栄養不足になります。我慢は危険な事故につながりかねません。

実際に「酵素ドリンク」を飲むスタイルでファスティングが可能なのは、せいぜい3日程度ではないでしょうか。

では、毒出しファスティングで推奨しているファスティングの4日間を、どうやったら乗り越えられるでしょうか。

それは、**1日3食しっかりつくって摂取すること**です。

「えっ？　ファスティング中にそんなこと無理です」と思う方もいらっしゃるでしょうが、十分に可能です。

ポイントは、オートファジーモードに入るのを止めないことです。

固形物を食べて消化吸収のスイッチを入れると、このモードがストップしてしまいますので、「液体」として摂ることです。

つまり、炭水化物やタンパク質を抜いた液体を摂取すれば、それで十分なのです。生活のスタイルを変える必要はありません。

「私は家族の料理を3食つくっていますから、ファスティングなんて絶対にできない」とおっしゃる方がいます。

むしろ逆です。家族の料理をつくる方は有利です。

たとえば、家族の晩御飯として豚汁をつくったとします。

豚汁のなかのにんじんや大根や豚肉などの固形物は食べないのですが、スープ

だけを飲むようにします。

スープだけを飲む光景を想像してみてください。

「美味しい」と感じるはずです。

さらに、**不思議なことなのですが、豚汁に染み出した栄養素と出汁によって、「まんぷく感」を得られます。**

具体的には、これから説明する3つの栄養素を意識的に摂ることが鍵です。これによって、飢餓感に振りまわされることなく、カラダが自然にオートファジーモードに入ります。

オートファジー研究の世界的ベストセラー『SWITCH オートファジーで手に入れる究極の健康長寿』（ジェームス・W・クレメント 日経BP刊）によれば、オートファジーのスイッチを入れる補助となるのは、次の「2つの栄養素」がカラダに満ちていることとしています。

・良質な脂質
・食物繊維

本書ではこれに加えて、

・ポリフェノール（フィトケミカル）

この3つの栄養素を積極的に摂ることで、スムーズな毒出しファスティングの時間を過ごせるようになるということをご紹介します。

それぞれの栄養素が「毒を出す」という意味と、毒を出しながら「通常通りの日常生活を過ごす」という2つの意味で、効果的に働きます。

一度試してみると、カラダがどんどん軽くなる不思議な感覚になるでしょう。

毒出し中は「糖質」ではなく「脂質」を摂る

「良質な脂質」は毒出しファスティングをする上で、2つの重要な役割をします。**「毒出し」と「カロリー源」としての役割**です。

こういうと「カロリー源としてはわかるけど、毒出しに何の関係があるのだろう」と思うかもしれません。

「脂質はカラダによくないのに、なぜ、わざわざ入れるのですか」と疑問に思う方もいるかもしれません。

たしかに、カラダに悪い脂質はあります。しかし、それをカラダの外に出すためにこそ、積極的に「良質な脂質」を摂る必要があるのです。

近年はココナッツオイルやオリーブオイルなど、カラダによい脂質があることは知られてきています。

しかし、脂質というと、次のような悪いイメージがあります。

・カロリーが高いので太る
・心筋梗塞のリスクが高くなる
・脳梗塞のリスクが高くなる

すべての脂質がそうではありませんが、**「悪い脂質」は、たしかにカラダに悪影響を与えます。**

マーガリンやサラダ油など、人工的に精製された**「トランス脂肪酸」**の蓄積がカラダの至るところで慢性炎症を引き起こしています。

なぜそうなるのか。それは脂質が細胞膜の原料だからです。

自然界に存在しない脂質が細胞膜になることで、その柔軟性が失われます。すると細胞が機能不全を起こすというわけです。

トランス脂肪酸は、一度、体内に取り入れられると、代謝するまでに6か月以上の時間がかかります。

現代人は全身に「悪い脂質」がつくり出した毒が蓄積しています。日本社会に生きている私たちは、こうした「悪い脂質」から逃れて生活することはほぼ不可能です。外食をしたら、何らかのトランス脂肪酸を摂取してしまうことになるからです。

自転車の錆《さ》びついたチェーンにまとわりついている、黒く汚れたアブラを想像してみてください。

これが私たちのカラダだとすれば、どうしたらいいでしょうか。

普通であれば、新しいアブラをさしますよね。

つまり、**オイルメンテナンスをすればいい**のです。

たとえば認知症は、脳の細胞にゴミがたまって、脳細胞が炎症を起こしている状態です。

ココナッツオイルなどの脂質を摂ることが、認知症の改善につながるという研究があります。細胞の約6割が脂質でできているとされる脳のゴミを取り除くために、「良質な油」が効いていると考えられています。

ただし、これは脳だけの話ではありません。すべての細胞膜は脂質で構成されますので、ほかの臓器でも同じことが言えます。

私たちのカラダには悪い脂質でつくられて炎症を起こしている細胞があって、これを取り除くために「良質な脂質」が必要なのです。

「目には目を、アブラにはアブラを」というわけです。

なぜ、ファスティング中に頭も心も軽くなるのか？

「ファスティングをすると頭がふらふらになって、仕事ができなくなる」と思っている方は多いと思います。

そのため、休みの日にしか実行できないと考える方がいらっしゃいますが、このような感想をよくいただきます。

「頭がふらふらになるどころか、仕事がはかどって仕方ありません！」

この感覚は実際に体験してみるとわかるのですが、ファスティング中だからといって、仕事を休もうと思う必要はありません。

ハードな仕事を抱えながら「毒出し」をすることは十分に可能です。

なぜ、このような現象が起きるのでしょうか？

人間は主として「脂質」と「糖質」の2つのエネルギー調達回路があります。**ファスティングをすると、3日目あたりで体内の糖質が使い尽くされ、脂質をエネルギー源として使うモードにギアチェンジします。**

たとえば、マラソンなどで長時間カラダを動かすと、体内の糖質は使い尽くされます。すると脂肪にエネルギー源が切り替わります。

いわゆる「ランナーズハイ」のような状態になるわけです。通常のファスティングでも、数日実行すると「ファスティングハイ」の状態になります。

ファスティング中に正しいやり方で「良質な脂質」を摂ると、エネルギーのメイン回路が「糖質」から「脂質」にスムーズにチェンジします。

これはカラダだけの話ではありません。

細胞の約6割が脂質でできている脳にとっては、ブドウ糖よりも、ケトン体のほうがむしろ効果的に働くことが最新研究によってわかっています。

私たちは、小さいころから「脳で唯一使われるエネルギー源はブドウ糖だ」と教わってきましたから「何を言っているのかわからない」と思った方もいるかもしれません。人によっては信じられないかもしれません。

しかし、とりあえず理屈はさておいて、やってみてください。驚くほどに軽い感覚を手にするでしょう。

私たちの数世代前の先祖たちは、いまのように糖質を1日3食、食べられる状態ではありませんでした。

それが可能になったのは、**糖質を大量生産できるようになった、せいぜい数百年前からの話にすぎません。それ以前は、糖質以外からも多くエネルギーを摂っていたのです。**

ぜひ、毒出しファスティング中は、普段は眠らせている脂質のエネルギー回路を動かしてみてください。

全身の炎症を食い止める、いい油

では、実際にどのような脂質を摂ればいいのでしょうか？

もちろん、できるだけ「良質な脂質」であることが大事ですが、何でもいいわけではありません。

いくら最高級のオリーブオイルを準備したとしても、それだけを摂取しても意味がありません。

カロリー的には十分だったとしても、脳に「ケトン体」が届かないのでふらふらになります。また、まんぷく感も少ないです。

「脂質」とひと口に言っても、さまざまな種類があります。

ある程度でいいので、脂質の種類と性質を理解したうえで摂取しましょう。

脂質は、大きさで分類すると次の3つがあります。

「短鎖《たんさ》脂肪酸」を多く含む：バター、魚や甲殻類の油など
「中鎖《ちゅうさ》脂肪酸」を多く含む：ココナッツオイル、MCTオイルなど
「長鎖《ちょうさ》脂肪酸」を多く含む：オリーブオイル、ゴマ油、菜種油など

短鎖脂肪酸は、ほかの物質との反応性が高く、酸化しやすいです。しかし、裏返して言うと炎症状態の細胞に働きかけて、酸化状態をもとに戻す力があります。

魚の油などの短鎖脂肪酸が頭にいいと言うのは、このあたりから来ています。

他方、長鎖脂肪酸はほかの物質との反応性が低いです。オリーブオイルなどは酸化しにくいので、普段使いによいです。

またオリーブオイルは、オレオカンタールなど脳の炎症を抑える成分なども含まれていて非常に優秀です。

ファスティング中に主として活躍するのが、中鎖脂肪酸です。**おもに毒出しファスティングには、MCTオイルを使用します。**カロリー効率の意味でいうと、脂質は糖質の17倍もあります。大さじ1杯の脂質で、おにぎり1個程度のカロリーが摂取できます。

ただし、中鎖脂肪酸だけを摂ればいいのかというとそうではありません。実際にやってみたらわかるのですが、中鎖脂肪酸を凝縮したMCTオイルのみを摂取しても、お腹が満たされた感覚が得られません。

まんぷく感には**「レプチン」**というホルモンが関係しています。**この発動条件は、短鎖脂肪酸が血中に一定量流れることです。そのため、MCTオイルのみを摂取してもまんぷく感を得ることができないのです。**

そこで、ちょっとした工夫が必要です。

毒出しファスティング中に飲むべき、カンタン自宅カフェレシピ

毒出しファスティング中の、空腹感をなくし、脳の栄養源となるドリンクのつくり方を紹介します。毒出しファスティングを実行したなかで、人によっては「一番、役に立ったのはこれです」と言ってくれる方がいらっしゃるほどです。

ただし、これは私個人の発明ではなく、前述の『Le grand livre du jeûne（ファスティング大事典）』のレシピです。

・カフェラテ
・抹茶ラテ
・カフェマキアート
・シナモンラテ

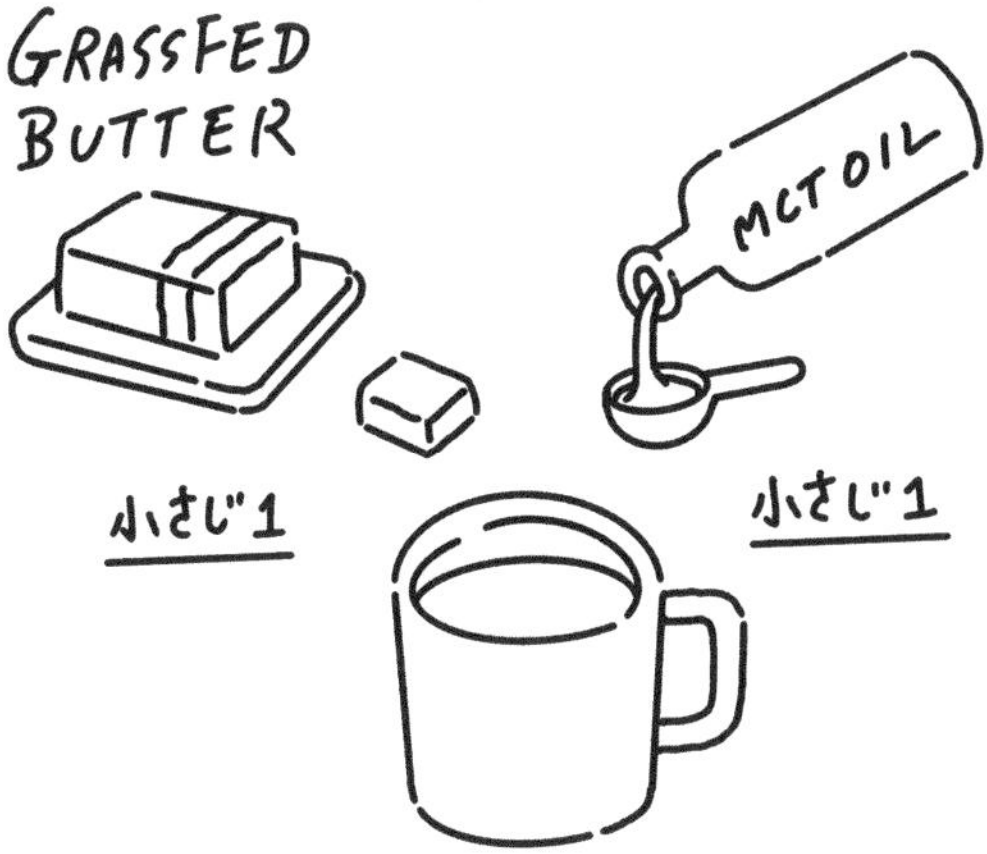

街のカフェに行かなくても、自宅にいたとしてもそれと同様か、それ以上の美味しいドリンクがつくれます。

つくり方は簡単です。

MCTオイルとグラスフェッドバター（ギーバター）を一対一（小さじ一杯ずつ）でブレンドし、そこにコーヒー、シナモン、抹茶などを注いでブレンダーで混ぜ合わせる。または水筒に入れてシェイクします。

重要な点は3つあります。

1つめは、MCTオイルがカロリー源だからと言っても、グラスフェッドバターを組み合わせないと、まんぷく感が得られないことです。

グラスフェッドバターには、短鎖脂肪酸が多く含まれます。

この短鎖脂肪酸に反応して、私たちのカラダは「レプチン」というまんぷくを感じさせるホルモンを放出します。

焼肉で脂身を多めに食べたら、「もうこれ以上は入らない」という感じになりますよね。これと同じ原理です。

2つめは、良質な素材にこだわることです。

インスタントのMCTオイルのラテなども販売されています。もちろん、これを代替的に使うことも可能なのですが、加工の手が入っているがゆえに添加物がたくさん入っているものも多いです。

コーヒーなどの素材は、できるだけ新鮮で良質なものを使うことをおすすめします。

この点は脂質も同じです。脂質を精製する過程で化学薬品を使うものがあります。この点は表示に記されていません。できるだけオーガニックのものを選ぶことを推奨しています。


3つめは、ブレンダーやミキサーで混ぜること。

これらが手もとになければ、水筒に入れてシェイクするといいでしょう。スプーンで少し混ぜる程度だと美味しくありませんので、ご注意ください。


ともあれ、MCTオイルとグラスフェッドバターがあれば、さまざまなラテをつくり出すことができます。

私はあるとき、**午後のカフェインの摂取を少なくしようと思って、ルイボスティを使ってラテにしたことがあるのですが、市販されている「午後の紅茶」のロイヤルミルクティの味がして美味しいです。**

それからハマって、午後はルイボスラテをつくるようにしています。

ぜひ、あなたのお気に入りのメニューを開発してみてください。

毒出しを加速するのは「食物繊維」だった

ファスティングを教える人で「食物繊維」を重視する人はあまりいません。**食物繊維を摂らないで進めて、便秘になってしまう人はかなり多い**です。

ファスティングを教えはじめのころ、このような声をよく聞きました。

「ファスティング中は何も食べないので便が出ませんでした。でも終わったあと、ご飯を食べたら出ました。よかったです！」

こういう話を聞くと私は血の気が引いて、こう答えていました。

「いや、全然大丈夫ではありません！　必ず摂るように伝えたはずです。次から

は絶対に食物繊維は摂ってくださいね！」

腑に落ちないような様子で「あまり重要ではなさそうなので抜きましたが、わかりました」と答える。

このようなやりとりを、何度かしたことがあります。

いまでは、口を酸っぱくして食物繊維を必ず摂るように伝えています。

ファスティング中には食物繊維がないと、次の2つの意味で「危険」です。

・カラダ中に毒が巡る
・腸に負担がかかる（最悪、穴があく）

前者についてはは直感的にすぐわかると思います。

毒をカラダの外に出す経路として「排便」は主力とも言えます。ファスティング中の毒は汗や尿からも排泄されますが、便がメインです。

事実、排便できないと、頭が痛くなるなどの毒の症状が出てきますので、「4日間のファスティングが必要」としている毒出しファスティング中に、便秘は厳禁です。

しかし、危険な理由はこれだけではありません。

それは、腸に穴があいてしまう可能性があるからです。

腸内に食物繊維がなくなると、腸内細菌が活動する際に必要な「エサ」がなくなります。

すると、どうなるか。

腸内細菌が食べ物に困って、自分の腸を食べてしまうのです。

腸についての最新の研究を網羅しているソネンバーグ博士の『腸科学』（早川書房）には次のように書かれています。

「食物繊維を摂らないと腸内細菌は唯一残された食べ物、つまりあなた自身を食べるしかない。腸内細菌が腸の粘液層に含まれる多糖類（ムチン）を食べると、腸の内壁がどんどん薄くなっていく」

ファスティングの期間が長くなったり、回数を増やすなどをすれば、次第に腸壁は弱っていくということなのです。

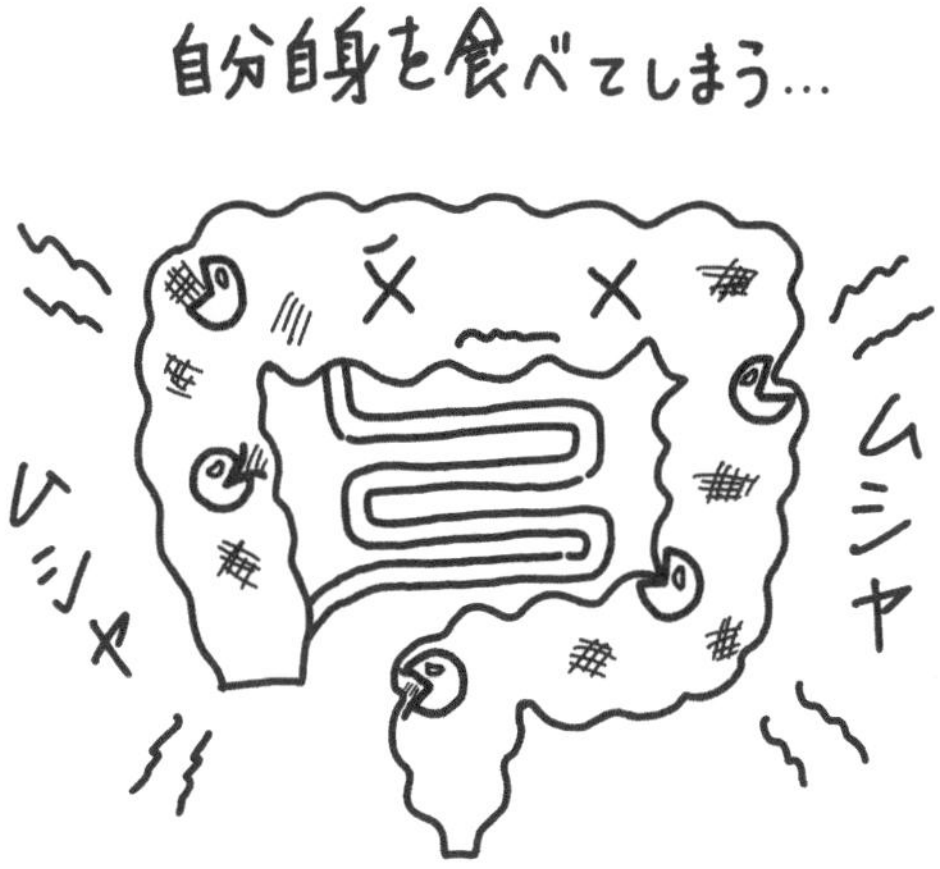

「お腹のなかの細菌」を味方につける

食物繊維が重要な意味を持つのは、便を柔らかくし、便のかさを増やして排便を容易にするからだけでなく、**腸内細菌のエサ**にもなるからです。

こう考えてくると、先ほど空腹で「グーッ」というお腹の虫の声を無視するのはよくないと言いましたが、その別の意味が見えてくると思います。

腸が発するこのシグナルを無視し続けると、ソネンバーグ博士の言うように、腸内細菌が腸壁をむしゃむしゃと食べはじめてしまうのです。

ファスティング中に食物繊維を摂ることは、彼らに活動エネルギーを与えることです。そして、腸内細菌を活動させると、オートファジーも加速するのです。

私たちの腸内には１００兆個、重さにして１・５キロの腸内細菌がいます。

数十年前は、あまり重視されてきませんでした。

しかし、いまではじつに多種多様な菌が存在し、生体にとって重要な役割を担っていることがわかっています。

- **消化をサポートする**
- **免疫をサポートする**
- **ホルモンを生成する**
- **短鎖脂肪酸を生成する**
- **体内の炎症を抑制する**

人間の遺伝子ではできない活動をすることで、私たちのサポートをしてくれています。

人間の生体活動は、この腸内細菌と共存することで成り立っています。

腸内細菌の状態をどれだけよくするかが、日常生活のパフォーマンスを左右すると近年よく言われます。「腸活」という言葉がブームにもなりました。

ファスティング中に**腸内細菌の食事を与えないことは、こうした働きを止めてしまう**ことにつながります。

食物繊維を摂取すると、体感的に次のようなことが起きます。

- **空腹感が止まる**
- **メンタルが安定する**

腸内細菌が食物繊維を分解し、短鎖脂肪酸のプロピオン酸を自らつくり出すので、まんぷく感を司るホルモンのレプチンが放出され、空腹感が止まります。

さらに、メンタルが安定するのは、幸福ホルモンであるセロトニンが生成されるからだと考えられています。

結局、必要な食物繊維とは？

では、どのような食物繊維を摂ればいいのでしょうか？

もしかしたら「レタスやキャベツのような葉物野菜をジュースにして飲むといいかな？」と思っている方もいらっしゃるかもしれません。

しかし、**じつは葉物野菜に含まれる食物繊維は「セルロース」という不溶性の食物繊維で、腸内細菌の食べ物にはなりません。**

したがって、いくら葉物サラダのジュースを飲もうと、オートファジーをサポートするような効果を得ることはできません。

さらには、こうした「不溶性」の食物繊維をメインで摂りすぎると便秘になってしまいます。

望んだ結果とは逆のことが起きてしまうのです。

そもそも、食物繊維とは何かを簡単に理解しておく必要があります。
食物繊維には、大きく分けて次の2つの種類があります。

・「水溶性」食物繊維
・「不溶性」食物繊維

水に溶けるか、溶けないかで分類しています。
前者はネバネバ、ぬるぬるしています。
後者はパサパサして、いかにも「繊維」というイメージです。
前者の水溶性食物繊維は、オクラ、山芋、海苔などに多く含まれます。
後者の不溶性食物繊維は、ブロッコリー、豆類、ゴボウなどに多く含まれます。

従来の栄養学では、便通サポートの観点から食物繊維をとらえていました。前者は便の滑りをよくして、後者は便の「かさ」を増す機能で考えられてきました。

しかし、現在は別の点が注目されています。**腸内細菌の食べ物になるか、そうでないか、ということです。**

腸内細菌が消化・発酵できるものは「発酵性食物繊維」と名づけられています。じつは、**水溶性食物繊維のほとんどが発酵性食物繊維**です。

一般的には水溶性食物繊維と不溶性食物繊維の割合は、1対2が推奨されています。

ただ、毒出しファスティングでは、水溶性食物繊維のほうを多めに摂ることが大事と伝えています。

ファスティング中は腸内細菌がさまざまな働きをしてくれているので、彼らのエサを多めに摂ることが重要だと考えるからです。

ただし、不溶性の食物繊維もゼロでいいわけではなく、適切に摂ることを推奨しています。便の「かさ」を増して、押し出すことも大事だからです。

ファスティング中に便秘にならない割合を考えていくと、水溶性食物繊維と不溶性食物繊維の割合は、3対1ぐらいがいいと思っています。

ただし、あまりこまかく割合を考えながら摂取するのは難しいため、次のような方法を提案したいと思っています。

腸内細菌を喜ばせ、便秘知らずになる「ハーブシェイク」のつくり方

ファスティング中に食物繊維を摂取するには、少しだけ工夫が必要です。

たとえば、バナナには水溶性食物繊維が多く含まれています。

ですから、これをスムージーにして飲むようにしたらいいのではないか、と思われる方もいるかもしれません。

ところが、**バナナには多くの糖質も含まれています。そのため一定量を摂ると、オートファジーの働きが止まってしまいます。**

のちほど触れますが、水溶性食物繊維が多く含まれている「**海苔**」は**ファスティング中に少し食べてもよし**としています。

しかし、意外にも**海苔にはタンパク質が多く入っていますので、食べすぎてし**

まうとオートファジーがストップしてしまいます。

そこで私が伝えているのが、**毒出しのハーブとして、水溶性食物繊維が多く含まれたサイリウム（オオバコの種のカラ）を水に混ぜて飲むことです。**

サイリウムは、伝統的な腸の洗浄のハーブです。粉末になっているものが、ネットなどでも簡単に手に入ります。水溶性食物繊維が多めですが、不溶性食物繊維もバランスよく含まれていて、水を入れると膨張してゼリー状になります。

便秘改善でも広く使用されます。

毒出し中は、サイリウムをほかの臓器のデトックスハーブ（センナなど）とブレンドして、朝一番に飲むようにします（4章で詳述します）。

お腹のなかで膨張しますので、空腹感をかなり軽減してくれます。腸内細菌の食事にもなりますので、一石三鳥の効果があります。

毒出しファスティング中は、**朝一番に水５００mlと一緒に粉末２g程度飲む**ことを推奨しています。お昼の空腹時に飲んでも問題ありません。

ただ一点だけ問題があります。「まったく味がない」ことです。

そのため工夫して飲む必要があります。**私の場合は、塩、レモン汁、リンゴ酢などを混ぜて飲んでいます。**

私は10年以上飲み続けているのですが、この風味が慣れないという方も一定数いらっしゃいます。どうしてもという方は、コールドプレスジュースを加えて、美味しく飲むこともアリと伝えています。

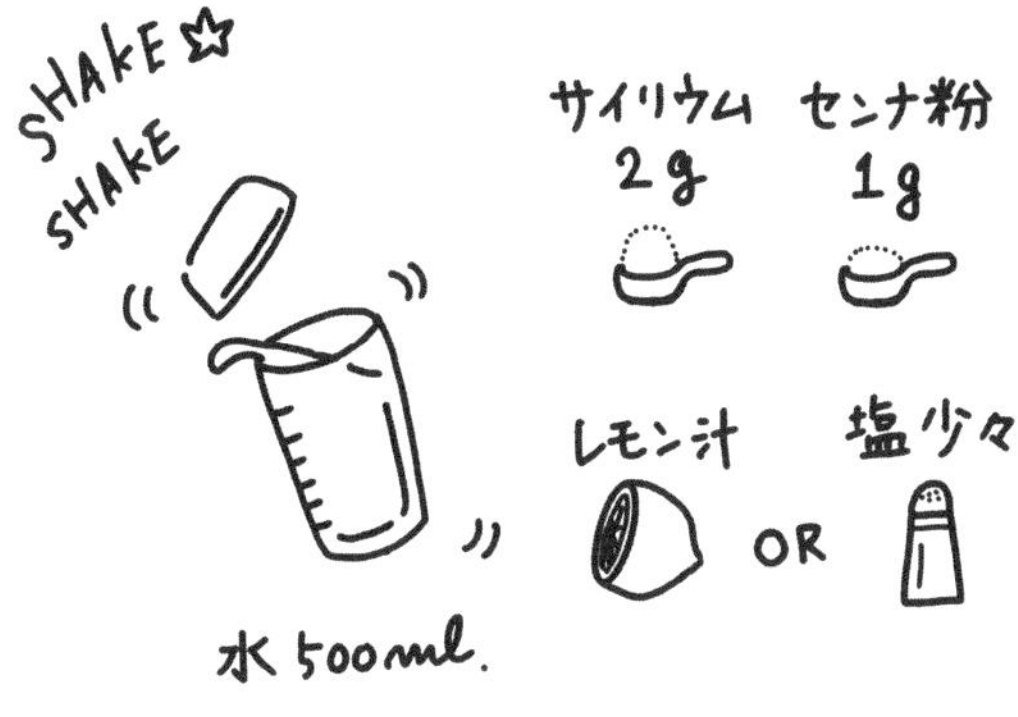

毒出し中は、天然の酵素とミネラルを摂りなさい

毒出しファスティングを地獄にするか、はたまた天国にするかは、**フィトケミカル**を摂るか、そうでないかにかかってきます。

ファスティング中は、「え？　こんなに飲むんですか？」と驚く方もいるぐらい、大量の野菜や果物のフィトケミカルを摂取することを推奨します。

フィトケミカルは何かというと、**植物が、太陽の紫外線など外部の刺激から自分を守るために生成された、化学物質です。**

たとえば、こうしたものがあります。

・トマトのリコピン
・にんじんのベータカロテン
・ブドウのレスベラトロール
・コーヒーのクロロゲン酸
・緑茶のカテキン

フィトケミカルの成分だけを取り出して、サプリメントとして販売されているものも多いですから、いくつかご存じの方もいるのではないでしょうか。

効能には、抗酸化作用、血液浄化作用、がん抑制作用、肌を白くする美容効果、解毒作用、抗菌作用など、さまざまなものが知られています。


なぜ、このフィトケミカルの有無が、ファスティングのやりやすさに関係あるのでしょうか。

それは、毒出しファスティング中は、血液中に毒が出てくるからです。

この毒に何の対策もしなければ「気分が悪くなる」などの体感が表れます。場合によっては体調を崩すこともあります。

ファスティングの業界では、この現象について次のように言われてきました。

「人によってはひどい頭痛を味わうことになりますが、これはよくなっていく兆候なので我慢しましょう」

毒が抜けてよくなる前に一度はつらい体感をする「好転反応」なので、このつらさは「避けることができないし、耐えるしかない」とされてきました。

しかし、私はそうは思いません。毒が体内を巡っていることにわざわざ耐え忍ぶ必要はありません。

むしろ、毒を体内に巡らせておいてもいいことはありません。

毒が血液中に出てきたときに、きちんと中和しておかないと、巡り巡って再び蓄積します。

毒を成仏させずにそのまま放置してしまうと、体内が地獄状態になってつらいだけでなく、地縛霊になって取り憑いてしまいます。

ですから、**フィトケミカルに手伝ってもらって、正しく成仏させる必要があるのです。**

老化細胞を成仏させるには、どうしたらいいのか？

毒出しファスティングでは、私たちの細胞にたまった毒の塊を破壊します。

この毒とは、第2章で話をした老化細胞、通称「ゾンビ細胞」です。

では、このゾンビを退治するためには、どのようなフィトケミカルを、どのような形で摂ったらいいでしょうか。


「いくつかのフィトケミカルを、生の果物や生の野菜から摂る」


これが基本戦略です。

「これだけ1つ摂ればいい、というものを知りたい！」と思う方には残念な結論かもしれません。

そうしてしまうと効果が偏《かたよ》ってしまうので、あまりよくありません。

また、長期的に見ると副作用が表れてきてしまいます。

たとえば、フィトケミカルを単体でサプリメントの形で摂取し続けると、カラダに偏った作用を与えることになります。

カラダにいいと思って摂ったのに、毒になることすらあるのです。

老化細胞、通称**「ゾンビ細胞」を破壊する成分**を含んだものはネットやスーパーで購入できます。

たとえば、その代表格の**「フィセチン」**という成分は、次のものに含まれます。

- **イチゴ**
- **リンゴ**
- **トマト**

フィセチンの大量投与により、特定の臓器の老化細胞の最大50％が死滅したという研究があります。

ところが、この成分を単体で取り出して「若返りの薬」をつくろうという取り組みは、ことごとく失敗しています。

フィセチンを主成分としてつくった薬をマウスに注射したところ、若返るはずのマウスが死んでしまうなど、なかなか思ったようにはいかずに難航しているのが現状のようです。

もちろん、イチゴを大量に食べてもマウスは死にません。

しかし、ゾンビ細胞を殺すだけの成分を摂ると、カラダにいきすぎた負荷をかけてしまうのです。

ゾンビ細胞を殺すだけでなく、その死骸を中和してくれる抗酸化作用を持つフィトケミカルなどが存在する必要があります。

たとえば、イチゴに入っているビタミンCなどは、抗酸化作用があって毒を中和してくれます。

このあたりのフィトケミカル同士のハーモニーはまだわからない点が多く、その研究も現在はじまったばかりです。

ですから、**細胞からそのまま取り出した状態のフィトケミカルを取り入れるのがベストです。**

いわゆる「生きたままの状態」で摂ることが、ゾンビ細胞を正しく成仏させるためには重要なのです。

植物から大量の「抗酸化物質」を取り出す

毒出しファスティング中には、フィトケミカルを通常以上に摂る必要がありま
す。しかし、大量に摂取するというと、こう思うのではないでしょうか。

「ファスティング中なのに、どうやって食べるんですか」

もちろん、食べるわけではありません。

また、加工品の酵素ジュースやサプリメントも使いません。

その代わりに、**生の果物を絞ったジュースやスープを使います。**

フィトケミカルは、植物の細胞の外に単独で取り出したときに力（活性）を失

いますが、そのまま生きた細胞の状態で使うと、酵素やビタミンやミネラルなどと協力していい効果を出すことができます。

問題は、これをどうやって摂取していくかです。

ミキサーで、スムージーにして飲めばいいと思う方もいらっしゃるかもしれません。しかし、じつはこの方法ではフィトケミカルはごく限られた量しか摂取することはできません。

その理由は、植物の細胞壁にあります。

動物細胞は細胞膜のみで覆われていますが、植物細胞はその外側に細胞壁があります。これがブロックのように積み重なっています。

外側から圧力をかけなければ、なかに詰まったさまざまな要素を取り出すことができません。

ミキサーのように「刃物で裁断する」形式だと、ほとんど成分が出てこないので、なんらかの形で圧をかけて細胞壁を壊す必要があります。

大別すると、2つの方法があります。

1つめが「絞る」「すりおろす」などの圧力をかけることです。

風邪のときは、固形のりんごよりもすりおろしたほうがいいと聞いたことはないでしょうか？　固形物でないから消化にいいというのもありますが、すりおろすことで、さまざまな成分を摂ることができます。

これは生姜やニンニク、大根なども同じことが言えます。

噛んで食べるよりも、すりおろしたほうが薬効は高いです。

圧をかけてジューサーを使うと手軽に抽出できますので、私はコールドプレスジュースの形で摂っています。

2つめが「野菜スープ」で摂ることです。

熱という形で外からの圧力をかけることで、細胞壁が壊れて、フィトケミカルが出てきます。

野菜スープは、抗がん剤の権威である熊本大学の前田浩先生が考案したことで有名です。高い抗酸化作用があることが知られています。

多くの方がスープに関する本を出版されているので、ご存じの方もいらっしゃると思います。まだご存じない方は、前田浩先生の野菜スープ関連書籍がたくさん出版されていますので、ぜひ書店で探してみてください。

これまでの話を踏まえて、**毒出しファスティング用の「スープ」のつくり方を紹介**したいと思います。

美魔女をつくるフランス式「飲む美容スープ」

毒出しファスティングのキモとなるスープについて、解説します。

それがフランスの**ブイヨンスープ**です。

英語ではボーンブロススープ。骨と野菜をコトコト煮込んだスープのことです。

コラーゲンがたっぷり含まれていて「飲む美容液」と言われるほど、お肌にも、腸内環境の改善にも効果的なスープです。

腸壁の傷ついた細胞を修復する意味で、腸活にもいいものとして、フランスだけではなくアメリカのファスティングでも注目されています。

もしかすると「コラーゲンはファスティングによくないのでは」と思う方もい

らっしゃるかと思いますが、心配はご無用です。

もちろん時間をかけて煮出す必要がありますが、骨を煮出してつくるコラーゲンは、消化の必要がないほどこまかいアミノ酸に近い状態になっています。ですから、そのまま吸収されて体内の再合成に使われます。

タンパク質の摂取量が1日12g以上だとオートファジーを阻害することになりますが、度をすぎる摂取量にならなければ問題ありません。

骨にはコラーゲン以外にも、大量の必須アミノ酸や微量のミネラル、神経の生成にも関与しているケイ素などが含まれています。

ここに数種類の野菜を含めて煮込むことで、ファスティング中のオートファジーに必要なスープをつくることができます。

ぜひ、時間をかけて、骨を煮出す作業をしてみてください。

一例として、ネットやスーパーで購入できる素材でつくる「飲む美容スープ」のレシピを紹介します。

・手羽元（8本）
・トマト（4玉）
・キャベツ（2分の1）
・ニンニク（4片）
・玉ねぎ（1個）
・ローリエ
・塩（味をみながら、適量）
・オリーブオイル（大さじ2杯）

これらを**1時間以上煮込んでください。**

お好みでエリンギやマッシュルーム、椎茸、アスパラガス、カリフラワーなどを足していくといいと思います。

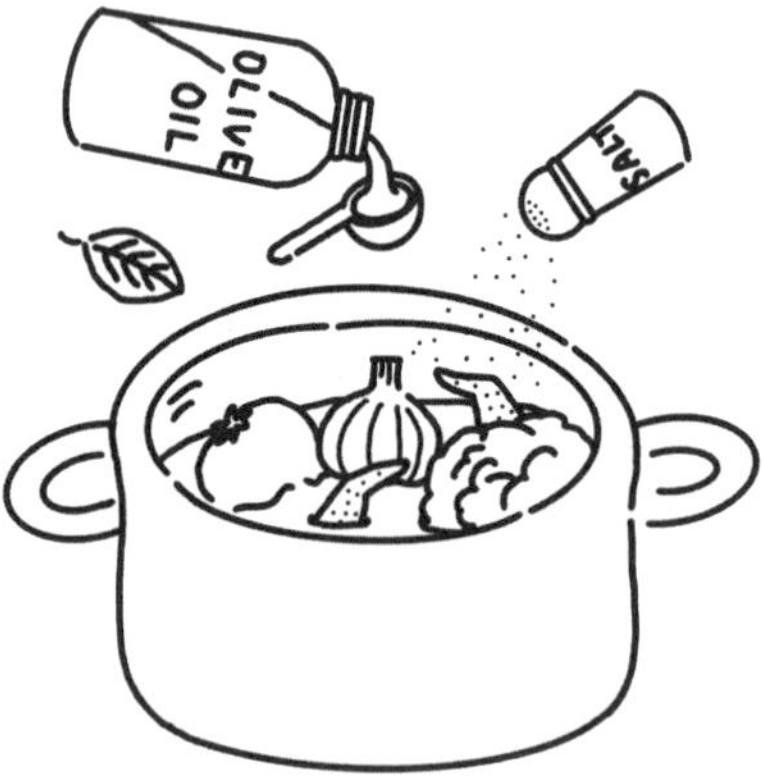

注意点としては、できるだけ材料にはこだわって集めるということです。野菜は農薬使用が少ないもの、骨がついている肉はホルモン注射などをできるだけ使用していないものを探します。

もし、そこまでの時間はないという方であれば、出汁を取ったスープの上澄みを飲むようにするとよいです。

章の冒頭で紹介した『Le grand livre du jeûne（ファスティング大辞典）』では、著者たちは「ファスティングを乗り切るために重要だ」と力説していて、ほかにも十種類以上のブイヨンスープを紹介しています。

そのなかで日本の「即席ブイヨンスープ」として、**味噌とネギと出汁のスープ**が紹介されています。**出汁が入った味噌汁の上澄みでも問題ない**わけです。

日常生活を変える必要は、ありません

ファスティングというと、日常生活を我慢することだと考えられがちです。

しかし、**日常生活を変えず、たっぷりの栄養を補給しながらファスティングをすることは可能です。**

私たちの身のまわりに、たとえば、こうした骨と野菜を煮込んだスープ料理はたくさんあります。

・豚汁
・魚のあら汁
・参鶏湯《サムゲタン》
・ニンニクたっぷりの豚骨スープ

・モツ鍋

これらのメニューを見ると「美味しそう」と思いませんか？

骨を煮出すということが、これらの食事の旨味の源泉です。

現代の食生活では、動物の骨や魚の骨などから出汁を取る手間を省くことが多いのですが、これは多くの美味しい料理のキモとなっています。

「美味しい」という言葉が口をついて出てくるのは、きっとカラダが求めている栄養がたっぷりあるからだと思います。

ファスティング中に積極的にこれらのスープを飲んで、カラダに滋養《じよう》を与えてあげてください。

ファスティング中だからといって料理をやめるのではなく、積極的につくって家族に振る舞い、自分はその上澄みを飲むようにしてみてください。もちろん**固形物は食べないので噛む喜びはありませんが、十分にカラダは喜びます。**

もし、同居しているご家族がいらっしゃれば、こだわっていいものをつくってみてください。むしろファスティングをすればするほど感謝されるはずです。

さて「毒出しファスティング」のベースになる基本的な栄養の話は終わりました。いよいよ、**毒出しファスティングの実践解説、各臓器のデトックスに使用するハーブの具体例のご紹介に入ります。**

第４章

カラダもココロも生まれ変わる「毒出しハーブ」の具体例

「毒出しの旅」の前に必要なこと

ある日、ガマガエルのような姿に変わっていた私は、鏡の前でこう呟いていました。

「なぜ、こうなってしまったのだろう」

はたして原因が何なのか、はっきりとはわかりません。

知らないうちにカラダが重くなった。まるで毒の魔法をかけられたように頭がモヤモヤして、やる気が起きない状況になっていました。

それを変えたのが、フランスでのハーブ体験です。

私は足繁くハーブ専門店に通い、全身の臓器を1つずつ洗浄しました。

さながら謎の魔法を解くための旅。魔物を倒すための薬草を手に、毎回、薄暗い洞窟に入っていく冒険者の気持ちでした。

毒出しファスティングも、こうした旅に似ています。

これから1つひとつの臓器を洗浄していくために、それぞれの臓器に対応したハーブについてお話しします。

毒出しファスティングは、月に4日間を順序通りに、3か月かけて全身を洗浄することを基本としています。

このとき大事な点は「何kgやせよう！」ではなく、「9歳若返ること」を目標にすることです。

見た目に焦点を合わせてしまうと、臓器の洗浄から目が離れてしまいます。

あくまでも主観的な基準ではありますが、毎月1つの臓器を毒出ししたら、3歳若返ることにします。

これを3か月続けます。単純計算で9歳若返る。このように毎月1つひとつ洗浄をしながら、全身の主要な臓器をきれいにしていきます。

そこで重要になってくるのが、4日間のファスティングの「事前準備」です。

1000名以上の毒出しファスティングを指導した経験から言うと、正しい事前準備をしなかった人は、ほとんどと言っていいほどつまずいて、途中でリタイアします。

多くの人が、これをあらかじめ考えないまま旅に出てしまって、途中で道に迷ってしまうのです。

あらかじめ「ここに石がある」とわかっておけば、つまずくことはありません。仮につまずいてもすぐに立て直すことができます。

この章では、前半でまずこの事前準備について説明し、後半で具体的な薬草の解説をしてきたいと思います。

脳内で聞こえる「引き返せ!」の声の正体は?

初めて4日間のファスティングをすることは、暗い洞窟を進むようなものです。「あること」を知らず、いきなり事前準備なしにはじめてしまうと、突如として現れるニセの魔物に襲われて、挫折してしまうことになります。

もし第3章でお伝えしたような栄養面において完璧な準備をしたとしても、この心理面での準備が不十分ならば、謎の悪魔の囁《ささや》きが聞こえてきて、「魔が差す」ことになるのです。

ファスティングの2日目あたりになると、不思議とこういう言葉が出てきます。

「なぜ、私はこんなことをやっているのか?」

そして、連鎖的にこのような言葉も脳裏によぎります。

「ファスティングなんかしたって意味がない」
「ファスティングは健康に悪い」

なぜかはわからないのですが、どこかで言われているようなセリフが聞こえてきます。そして、最初はやる気だった人も、ここで急にブレーキを引いてやめてしまうことがあります。

ファスティングの世界では「2日目の壁」と言われる有名なものです。

大体2日目ぐらいに、通常使っている「糖質」から「脂質」にエネルギーのメイン回路が変換するのですが、このとき数時間ほど変な感覚になります。

このギアチェンジに、カラダが違和感を覚えて、アラートを発するのです。

このギアチェンジは数時間で慣れます。何回か経験すると慣れて気にならないようにもなります。

ただし、カラダが不安定な状態に置かれていると、これに連動するかのように心も不安定になってしまうのです。

こうしたときに、不思議とまわりの人たちがこう言ってきたりもします。

「ご飯食べなくて、大丈夫なの？」

「がまんする必要なんてないよ」

自分自身の不安な感情が伝播するのか、自分の内側から発せられる不安の声に呼応するかのように、まわりの人たちが悪魔のように囁いてくる。

そして、**肉体的にはまったく問題ないのに、ブレーキを引いて、ファスティングを中断してしまう**のです。

2日目に現れる「ニセの魔物」の声に惑わされて、私たちの多くは見えない壁の前で引き返してしまいます。

私たちは、**この暗闇のなかで響く魔物の声に耳を貸さずに、まっすぐに進まないといけません。**

このように、ファスティング中に耳元で囁かれる声らしきものに耳を貸さないためには、どうしたらいいでしょうか？

ワクワクする「計画」を立てなさい

1日や2日程度のファスティングならば、準備は不要です。

ところが4日ともなってくると、まわりの人が謎の助言をしてきたり、邪魔をしたり、想定しなかったことが続々と起きてきます。

そこに**「魔が差す」**のです。


従来、私たちは、これを「修行」として考えてきました。

生まれ変わるために、欲に惑わされない精神を鍛えるべく、目の前の苦痛を受け入れるというものです。

それ自体は意味があることだとは思います。人生で一度はこうした経験をして「悟り」を求めてもいいと思います。

しかし、こうした苦痛を伴う修行に耐えられる精神の強靭さがなければ、臓器の洗浄は不可能です、ということは、本書が目的とすることではありません。

そこで提案したいのが、「魔が差す暇をなくす」ことです。

ファスティングをする際に、多くの人の盲点になっていることがあります。それは、**ファスティング中は日常よりも「暇」**だということです。

じつは、ご飯を食べる時間がないぶん、活動時間が余ります。

このときに何をするべきかを含めて明確になっていない場合、余計なことを考えるのです。

非日常的な状況下に置かれて否定的なことを考えやすい状況でもあります。ここに魔が差すのです。

ですから、ワクワクして実行したくなる計画を立てることが大事です。

「レシピは当日考えよう」ではなくて、4日間がはじまる前日に、5分間だけ時間をつくって書き出すのです。

そして、暇になった時間には何をするのかを決めておくことです。

その4日間が楽しみで仕方ない状態にする必要があります。

毎晩、眠る前に明日の楽しみな予定ができていて、毎朝、起きたときからそのことを考えている状態にするといいのです。

「今日は修行だ。大丈夫かな」とビクビクして起きるのと、「今日はこれをやるぞ」とワクワクして起きるのとでは、どちらが1日充実しているでしょうか。

不安よりも好奇心が勝ったときに、人は夢中になり、その歩みを止めることはありません。それを苦もなく実現してしまうのです。

参考例として、**私の「肝臓ファスティング」の4日間のメニュー**を紹介したいと思います。

1日目の朝：ハーブシェイク、ナチュラルカフェラテ
1日目の昼：コールドプレスジュース、ナチュラルルイボスラテ
1日目の夜：鶏ガラとキノコのブイヨンスープ

2日目の朝：ハーブシェイク、ナチュラルカフェラテ
2日目の昼：コールドプレスジュース、ナチュラルカフェマキアート
2日目の夜：前日と同じスープに、味噌とアオサを加えてアレンジする

3日目の朝：ハーブシェイク、ナチュラルカフェラテ
3日目の昼：コールドプレスジュース、ナチュラルシナモンラテ
3日目の夜：鯛のかしらのあら汁と、鰹・昆布出汁の味噌汁の上澄み

4日目の朝：ハーブシェイク、ナチュラルカフェラテ
4日目の昼：コールドプレスジュース、ナチュラル抹茶ラテ
4日目の夜：えび、あさり、たらを主体にしたトマト風味のブイヤベース

私の場合は、**朝のラテと昼のジュースはまとめてつくり置きをしています。**

ただ、同じものでは飽きることもありますから、毎回つくりたい方はつくってもいいと思います。


また、アレンジすることも面白いです。

たとえば私の例のように、１日目と２日目が鶏ガラのスープだったら、２日目を和風にしてみたり、和風を洋風にしてみたりする実験もありです。

飽きないことが秘訣です。

鶏ガラだけでなく豚骨や牛骨を使うなどの変化をつけると、楽しく続けることができます。

ズボラな人用の高速レシピ「味噌、海苔、出汁」

私のレシピの例を見て、こう思う人もいるでしょう。

「こんなにたくさん準備することがあるのですか？」

普段から料理をする人ならば、そこまでの大変さはないと思います。
しかし、料理の習慣がない人や外食中心の方は、途方に暮れる人もいるかもしれません。「私には無理だ」と。

安心してください。先ほど私があげた具体例は中級者以上のものです。
スポーツを習慣にしている人のスポーツ用品のように、あれもこれもと増えているわけです。

ですから、初心者の方は、もっと手を抜いて気楽にやって大丈夫です。やりながら、自分なりに心地よさを求めてカスタマイズをしていけばいいのです。

ここでは、**どんなに忙しくても5分でできるレシピ**を紹介します。

朝：ハーブシェイク、カフェラテ
昼：生搾りジュース、ルイボスラテ
夜：出汁入りの味噌汁＋海苔

ハーブシェイクは、第3章でご紹介したように**サイリウム＋このあとご紹介する臓器ごとのハーブ、それに水を混ぜて飲むだけ**です。

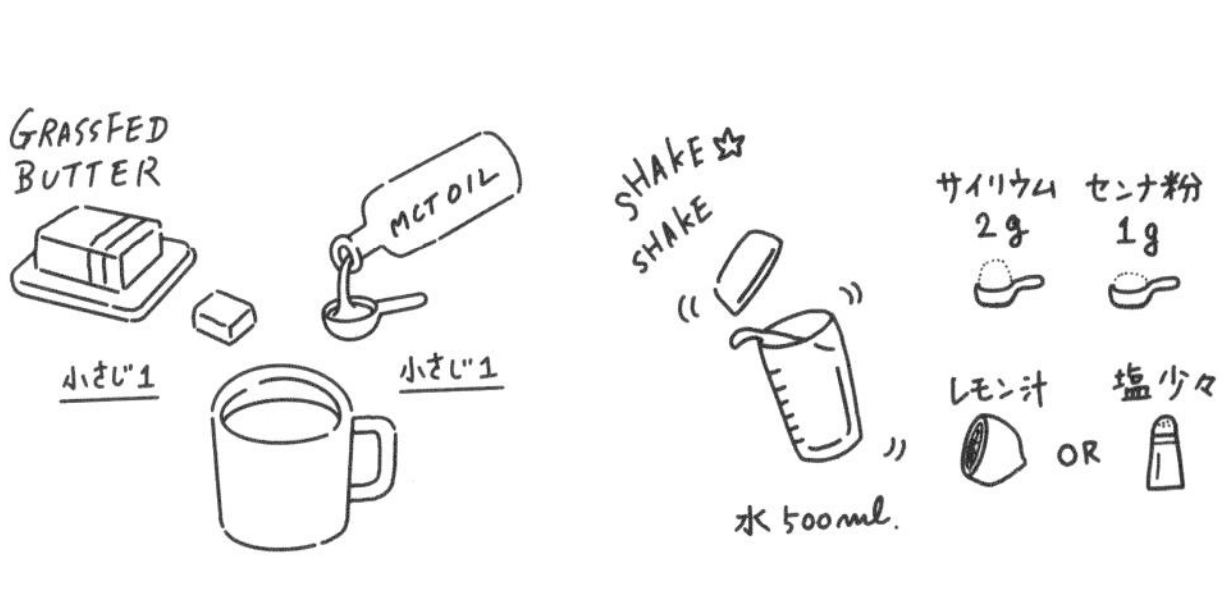

プロテインシェイカーなどで混ぜるとつくりやすいです。ちなみに、**味がしないので、レモン汁や塩を混ぜるのもあり**です。

ジュースは加工品でなく、フレッシュなものをつくっていただければ大丈夫。レモンでも、オレンジでも、旬の果物をジューサーで搾ればＯＫです。**保存料入りの加工品でなく、生搾りであれば、こまかいことは言いません。**

「こんなので、いいのですか？」と不安になる方もいるでしょう。

こまかいことを気にすると、永遠にスタートできません。

まずは、１回目を適当でいいのでやってみましょう。やればやるほど、改善されていきます。

最初は「これでいいのかな」と誰でも思います。

しかし、石橋を叩き壊して渡れなくなっては困ります。とりあえず、こまかいところは気にせずに、まずは1歩目を踏み出してみましょう。

次に、臓器とそれに対応したハーブの説明を開始します。

毒の塊がぽっこり詰まった「腸」を洗い流すハーブ

毒出しファスティングのすべては「腸」の洗浄からはじまります。

その生活習慣から、現代人の腸は古い便がこびりついて汚れています。「ぽっこりお腹」の方はとくに便が詰まっています。

ショッキングな言いまわしですが、**多くの現代人の腸は都会のドブ川のように汚れています。**排水が垂れ流されて、ヘドロの匂いがするような状況をイメージしてもらうといいと思います。

ここが詰まっていたら、肝臓や腎臓などの臓器を解毒したときにも逆流してしまいます。

ですから、まずは腸を田舎の清流のような状態に戻す必要があります。

こういうと「私の腸はそんなに汚くはありません！　発酵食品をよく食べて腸活をしていますし」とおっしゃる方がいます。

しかし「毒出し」のハーブで洗浄すると「こんなものが出るなんて！」と驚くほど余計なものが出て、言葉を失うはずです。

そして、人によっては次のような疾患が治癒していきます。

・花粉症の改善
・関節リウマチの改善
・メンタルの改善

しかし、なぜ腸と一見関係のない症状の改善につながるのでしょうか？

第3章でも説明したように、腸が汚れているということは、消化吸収のみならず「腸内細菌」が活動できない状態になっているからです。

花粉症や関節リウマチは、免疫機構の異常です。

免疫機構の7割が腸に存在します。その働きには、腸内細菌がしっかりと働いていることが必要不可欠です。

また「幸せホルモン」と言われる**セロトニンも7割近く腸内細菌が生成していますから、精神も安定する**わけです。

戦後の食生活の変化によって、現代人の腸にはゴミが詰まっています。腸内細菌が棲みにくいほど環境が悪化しています。

大腸がんの発生率が、戦後、食生活が変化してから5倍以上に増えていることから考えても、そう言うことができるでしょう。

レントゲンなどで調べても、腸の至る所に便がたまっている人は多く、腸の形がねじれている方も多いのです。

毒出しをしたら、特有の匂いと共に石油由来の食べ物や食品添加物のカスを見ることになります。そこで初めて、自分の腸の汚れに気がつくのです。

発酵食品を食べるなどの「腸活」をしても、焼石に水であったことを理解するはずです。

一度は、すべての汚れやゴミを出したうえで、腸内細菌が喜んで生息する田舎の清流のような状態に戻していくようにしましょう。

そのために使うハーブは次の2種類です。

①腸の毒素を浮かせるハーブ（サイリウム）
②蠕動《ぜんどう》運動を促進するハーブ（センナ、またはハブ茶）

サイリウムは日本でも見る「オオバコ」のインド産の種類です。水を含むと20倍にふくれ上がってゼリー状になります。

前章で腸内細菌のエサにもなる水溶性食物繊維としてお伝えしてきましたが、一方で、**腸にたまった毒素を吸着して浮かび上がらせる働き**もあります。

サイリウムで浮かび上がらせた毒素を、**腸の神経に刺激を与えるアントラキノ**

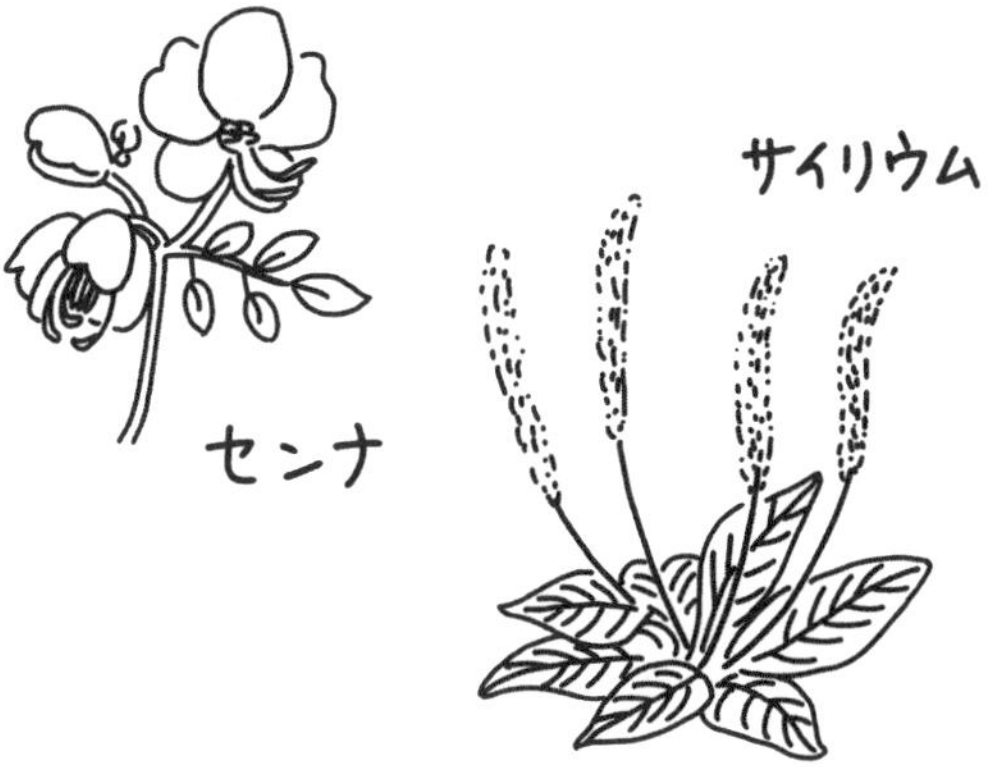

ン誘導体の「センノシド」を含むセンナを飲むことで、一気に押し流して毒を出します。日頃便通がいい場合は、同じセンナ属でマイルドな効果のある**ハブ茶**を飲むようにします。

腸の毒出しファスティング中は、朝に①と②をブレンドしたハーブシェイクをつくって飲みます。

水500mlに対して、サイリウム2g、センナ0・5〜1gがおすすめです。

4日間お腹が緩めの状態が続きますが、それで毒出しができます。

脂肪でパンパンにふくれた「肝臓」を洗い流すハーブ

人間の最大の解毒・代謝の器官は「肝臓」です。

この臓器が汚れると、人は「生命力＝バイタリティ」を失います。

肝臓は、食べ物を調理して冷蔵庫に保存する台所のような働きをしています。代謝や解毒など500以上の機能を司る化学工場のような働きをします。

現代人の3割程度が「脂肪肝」と言われています。フランス語でいう「フォワ（肝臓）・グラ（脂肪）」状態。つまり、油汚れがこびりついた台所のようになっていて、栄養をつくる機能が低下しているのです。

肝臓の毒をきれいに洗い流すと、次のようなことが起きます。

・肝機能の数値がもとに戻る
・疲れにくくなる

肝臓はその人の活動性を司る臓器です。自分が壊れるまで働く「沈黙の臓器」とも言われます。たまには仕事を止めて、回復させる必要があります。

「私はお酒を飲みませんから、肝臓は大丈夫です」という方もいらっしゃると思います。

しかし、現代では必ずしもそうとは言い切れません。

現代人は3分の1が脂肪肝と言われるほどに増加しました。これは男女比も、お酒を飲む割合も関係ありません。

現代における脂肪肝の一番の原因は「毒」の摂りすぎです。その毒とは食品添加物や薬など、自然に存在しない成分です。

肝臓は自然界に存在しない物質を毒と認識して、解毒を試みます。

たとえば、サプリメントや薬などは「カラダにいいから」と思って摂っても、肝臓にとっては異物以外の何者でもなく、せっせと解毒を試みます。

ある程度の解毒はできるでしょうが、その限界量を超えたら、どうなるか？　毒を脂肪に包んで無害化して、肝臓に蓄積します。これが肝臓につく脂肪の正体です。

たとえるなら台所で処理し切れなかったゴミ。これをゴミ袋に包んで、そのあたりに放置している状態。これが脂肪肝なのです。

これが積もり積もると、ひどい場合は、肝硬変に至ります。

しかし、あきらめる必要はありません。肝臓は再生しやすい臓器です。ハーブを使って洗浄すれば再生します。

そのために使うハーブは次の2種類です。

①肝臓の細胞の再生を促すハーブ（ミルクシスル）
②肝臓の機能を強化するハーブ（ダンデライオン）

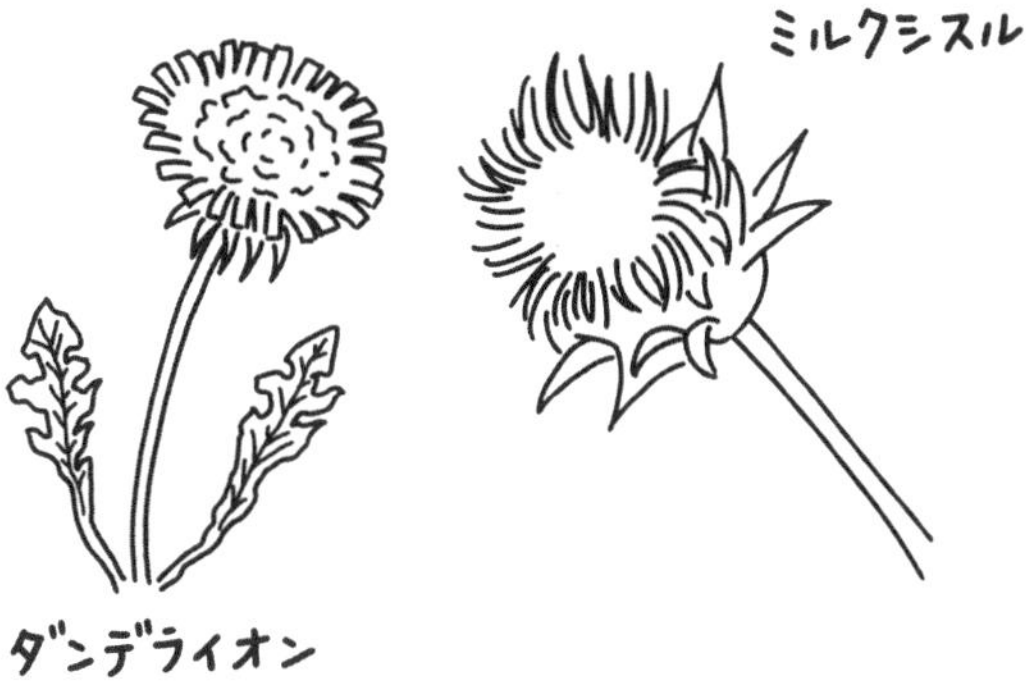

ミルクシスル（マリアアザミ）の語源はほかのアザミの種と異なって葉に乳白（ミルク）色の模様がある点です。

古代ローマ時代から**肝臓の機能障害と母乳の分泌をよくする**ために用いられてきました。

アメリカ、ドイツの研究では、**含まれている成分のシリマリンが肝細胞の再生を促す**とされます。

ダンデライオン（タンポポ）は胆汁の生成を促し、**肝臓に蓄積した脂肪を出す補助**をします。

これは春先に一斉に咲き誇りますが、ヨーロッパでは伝統的に冬に、たまった毒を出すために用いられてきました。

肝臓の毒出しファスティング中は、朝に①とサイリウムをブレンドしたハーブシェイクをつくって飲み、昼は②のハーブティー（たんぽぽ茶）を飲みます。

朝のハーブシェイクは、水500mlに対して、サイリウム2g、ミルクシスル1gがおすすめです。昼のハーブティーは、ネットなどで購入できるたんぽぽ茶で構いません。

目詰まりを起こした「腎臓」を洗い流すハーブ

人間の血液の浄化・循環をつかさどる器官は「腎臓」です。

この臓器が汚れると、人は「老いる」と言われます。

腎臓は血液のゴミを取るフィルターです。これが目詰まりしていたらどうなるか。血液は常に毒で汚れた状態になるわけです。

腎臓が機能低下をすると、肌から輝きが失われ、シワが増え、白髪が増えるのはそのためです。

現代人の3割程度が「慢性腎臓病」と言われています。

老化すればするほど、当然、この割合は高くなります。

この腎臓に蓄積した毒を掃除したときには、このようなことが起きます。

・むくみが取れた
・頻尿が治った
・肌ツヤがよくなった
・白髪が減って、髪の毛が黒くなってきた

これらはすべて血液の状態と、血流の状態に関わります。

腎臓は、全身の血液を1日150リットルも濾過《ろか》する装置です。

クーラーなどの空調のフィルターに、砂が詰まっている様子をイメージをしてください。これを一度も洗浄をしたことがないと、汚れた空気が循環しますし、いい空気が循環しないことになるのです。

「毒出し」をしないまま放置していると、目詰まりを起こして、白髪やシワなどの血液不良状態になります。そのままいくと尿もれにもつながります。

腎臓は、肝臓と同じく壊れるまで働き続ける「沈黙の臓器」です。

そのため、ある日突然、激痛が走り、結石がたまり緊急入院をする方がいるのです。

「腎機能は安定していますし、カラダに悪そうな食べ物も食べません」という方もいらっしゃると思います。

しかし、前述したように現代人は3割が「慢性腎臓病」。

遺伝だけが理由で「腎臓病」になっているわけではありません。

ひと昔前は、プリン体の多い物を食べすぎると腎臓を痛めるとされていましたが、いまでは**ハムやカップ麺などの加工物に含まれるリン酸が原因**とされます。

私たちの身のまわりにはリン酸が含まれた加工食品は大量にあります。これを避けることはできず、腎臓に結石がたまるのです。

これがひどくなると、人によっては「人工透析」に至ることになります。

いずれにしても、80代になったら30代のときの半分程度に腎機能は低下してしまいます。尿もれが起きてくるのは、そのためです。

そうなる前に、できるだけ早くハーブを使って洗浄を試みることです。

そのために使うハーブは次の2種類です。

①腎臓の細胞の再生を促すハーブ（ウワウルシ、クランベリー）
②腎臓の結石の排出を促すハーブ（ホーステイル）

ウワウルシは英語名ベアベリー、クマのブドウという意味です。

ヨーロッパでは、13世紀ごろから文献に登場し、**腎臓から膀胱までの泌尿器系の殺菌、炎症を抑える作用**で知られています。

アメリカ大陸ではこれと同じ機能を求めて先住民のクランベリーが使用されてきました。こちらでも代替可能です。


ホーステイル（スギナ）は「つくし」が出てきたあとに「スギ」のように生い茂るシダ植物です。

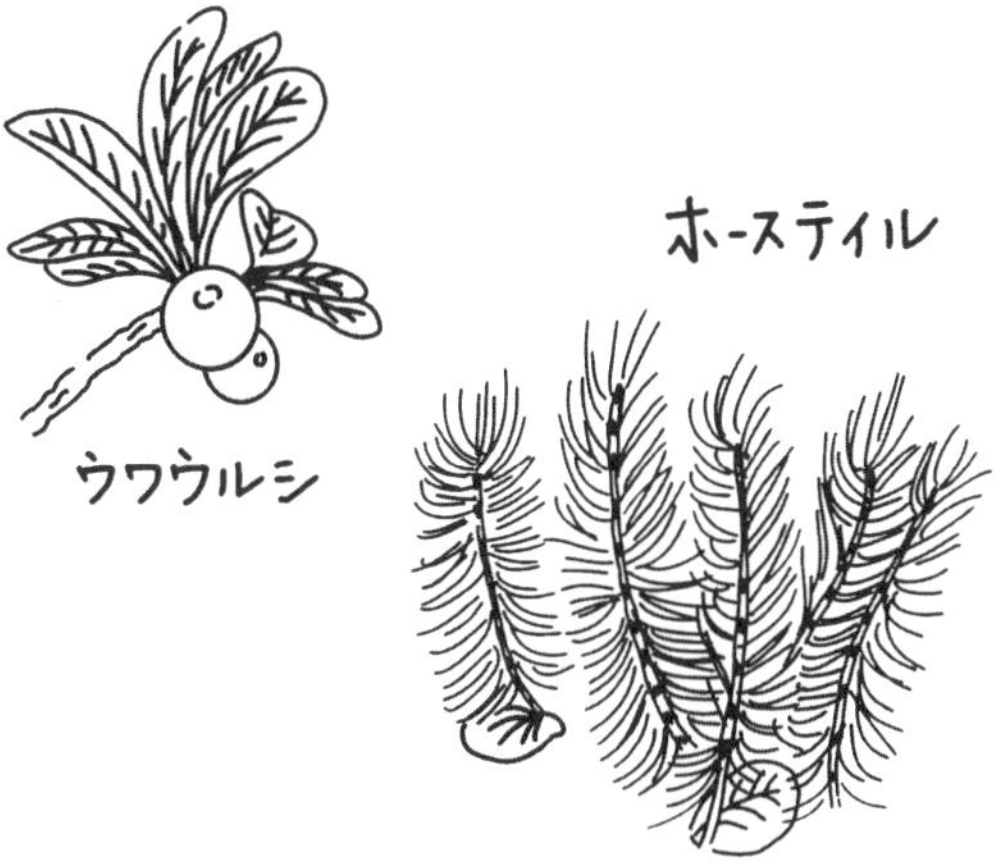

ケイ素などのミネラルを多く含み、結石を出す作用があります。

ヨーロッパでは関節リウマチなどに効く万能薬として用いられてきました。

日本では膀胱炎などを起こしたとき、スギナの腰湯をする伝統がありました。

腎臓の毒出しファスティング中は、朝に①とサイリウムをブレンドしたハーブシェイクをつくって飲み、昼は②のハーブティー（スギナ茶）を飲みます。

朝のハーブシェイクは、水500mlに対して、サイリウム2g、ウワウルシ1g程度の割合がおすすめです（ウワウルシが手に入らない場合は、粉末のクランベリー1gでつくってください）。昼のハーブティーは、ネットなどで購入できるスギナ茶で構いません。

さて、ここまでで3つの臓器の「毒出し」の説明は完了です。

ご紹介したハーブの分量目安はしっかりと参考にしていただき、過剰摂取などはお控えください。

毒出しの4日間を、無理なく楽しんでくださいね。

なお、肝臓と腎臓の毒出しの基本的な4日間の流れをダウンロードできるPDFをご用意しました。

それぞれ、左記のURLまたはQRコードからご利用ください。

肝臓

https://subarusya1.com/download/detox/detox-2.pdf

腎臓

https://subarusya1.com/download/detox/detox-1.pdf

なぜ「毒出し後」を思い描く必要があるのか？

一般的なファスティングの本であれば、終えたあとの**回復食**について、こまかい指示があります。ですが、あまりこまかくしすぎても、かえって難しくなりますので、本書では回復食を摂る際の注意点だけ挙げておきます。

- **消化に負担がかかるものは避ける**
- **毒が入っているものは避ける**
- **液状になるまでよく噛む**

この３点を押さえていただければ、とくに問題はないでしょう。

では、第4章の最後に「毒出し」を正しく終えるコツをお伝えします。

いまの時点では想像がつかないかもしれませんが、**正しい方法で毒出しファスティングをおこなうと、終わった瞬間、次のファスティングが楽しみになってウズウズしてきます。**

たとえば、こういう感想をよくいただきます。

「前回は4日間やったのですが、これでいいの？　と思うぐらいあっという間に終わってしまいました。次のファスティングが楽しみです」

しかし、あまりにも楽しいからとはいえ、やりすぎはいけません。

1週間以上の長期チャレンジをするにしても、何度か4日をやってみてからにしてください。

私自身、昔、ファスティングをこのようなスタイルで実行していたら、いつの間にか1か月以上が経過して、40日が経っていました。

やせすぎて、妻に「洗濯板」と言われたほどです。ヨガをやっているわけではないのに、ヨガの行者のようにお腹と背中がくっつくほどでした。

「このままだと、もう現実世界に戻れない」と危機を感じて、ストップしました。

まれに、あまりにも楽しすぎて現実世界に戻ってこれない人がいます。魔物を倒すために洞窟に入ったはいいが、戻ってこれないのです。

十分、毒出しは済んでいるのに「まだまだ私は毒出しが足りない」と言って、毒出しを続ける。ついには「やせこけて、カラダから生気が抜け去り、逆に毒々しい雰囲気」をまといはじめます。

ここでオートファジーの加速ボタンがオンになっているものを、オフにしなければ、どんどんやせて筋肉が落ちてしまいます。

毒出しをはじめた目的は、
「健康体になり、いままでよりも生き生きとした人生を過ごすため」だったのに、気づけば毒出し自体が目的に替わり、終わりのないゴールを追い求めているだけの人になってしまうのです。

こうした罠にハマらないためには、1つ重要なことがあります。
3つの臓器の洗浄をやり切ったら、いったん終わりにすることです。
心残りの臓器も出てくると思います。
それは、時間をおいて再度チャレンジすることにしましょう。
ミイラ取りがミイラになってはいけません。

そのためには、コツがあります。
「妄想」で構わないので、毒出し後の未来の世界を鮮明に思い描くことです。
具体的には、来月どうしたいかではなく、1年後の私が何をしていたいのか。

それをじっくりと考えるのです。
「魔物」を出し切ったあとの、すなわち毒出し後の理想的な自分の姿をありありと、自分がワクワクするぐらいまで鮮明に考えること。

「なぜ、毒出しをするのか」

はじめる前に自分の理想の未来に向き合い、考えてみること。
そして、さらに、もう一歩踏み込んで、

「毒出しを終えたら、次はどのような世界をつくりたいか？」

を考えてみること。
このように、毒出し後の未来のイメージを持って取り組んでみてください。
これが「毒出し」のトリセツを使いこなすコツです。

第５章

「毒出し」で本当の自分に目覚める

「毒出し後」に初めて見た世界

「ああ、こんなにも海はきれいなのか!」

フランスから帰国して数年後、私は地元の宮古島の砂浜に立って、こう呟いていました。

「東洋一美しい」と称される砂浜です。

ここに訪れた人なら誰もが口にするセリフでしょう。

しかし、数年前、私がガマガエルのような姿だったころ、このような言葉が口から出てくるなんて想像すらしませんでした。

20代を通じて、私はこの美しい砂浜を好きになれませんでした。いや、憎んですらいたからです。

なぜ、そう思っていたのでしょうか?

20歳のころにさかのぼります。

当時、私は「医者になりたい」と思って浪人していました。とくに何か強い動機があったわけではありません。ただ私の祖母の家系が「医者の家」らしいという理由からでした。

高校生になったとき、突然「医学部に行く! しかも行くなら東大だ!」と受験勉強を開始しました。

ところが試験の結果を見ては、いつも心が折れていました。成績は思った以上に伸びなかったのです。

浪人生活が待っていました。

一浪は福岡でしたが、二浪は宮古島ですることになりました。

島には、同じ高校の同級生は1人も残っていません。

夕暮れどきに、勉強に疲れた私はよく海岸で1人ポツンと座って、群れからはぐれた渡り鳥のように水平線を眺めていました。
そして、心のなかでこう呟いていました。

「この海岸さえなければ……」

目の前の海岸は、私を閉じ込める牢屋の檻のように見えていました。

私は、人生で初の本格的な挫折を経験していました。二浪もしたなら、もう言い訳はできません。私自身の能力不足という残酷な事実をただ認めるしかありません。

しかし、その事実を素直に受け入れることはなかなか難しい。田舎に生まれたこと、環境に恵まれなかったことのせいにするしかなかった。

だから、私にとって「東洋一美しい」海岸は、私の可能性を閉じこめる牢獄の檻だったのです。

20代のころは実家に帰っても、この砂浜に立ち寄ることはありませんでした。

都会に棲むガマガエルの濁った目に、その砂浜はキラキラと輝きすぎていて、直視できなかったのです。

ところが、祖母が亡くなり実家に帰省したときに、私は初めて自分の家系についてくわしく知りました。すると、その海岸は別の姿になって目の前に現れました。

砂浜は私を閉じ込める「監獄」でなく、無限の可能性が広がる美しい場所へと変わっていたのです。

「毒出し」をすると、なぜかやりたいことが見つかる

ハーブ（薬草）を使用した毒出しファスティングには、自分が「心の底からやりたいこと」を発見させる不思議な力があります。

忙しい日常生活でわきに追いやられて見えなくなっている「人生の目的」、もっと大げさな言い方をすれば、自分自身の「使命」のようなものまでも発見させる力があるのです。

なぜ、そんなことが起きるのか。

最後の章で見ていきたいと思います。

いまでこそ私は日々、薬草について教えたり、毒出しファスティングについて講演したりしています。

初めて私の話を聞く人は、私が宮古島出身であることを知って、さぞかし幼少のころから自然が豊かな宮古島で薬草に触れてきた薬草マニアに違いない、きっと薬草を長年勉強してきたに違いない、と思う方もいるようです。

しかし、そうではありません。

正直に言えば、**幼いころから薬草を追い求めて、それ一筋でやってきたわけではないのです。**

昔からそんな健康志向な人だったとしたならば、きっと、ガマガエルのような姿に変身などしていなかったでしょう。

たしかに、祖母の薬草茶を飲んではいましたが、そのあたりの市販のお茶と同じ気持ちで飲んでいましたし、宮古島に自生している薬草も、ただの雑草として認識していました。

長い間、私は「自分が本当にやりたいこと」なんて言われても全然ピンときませんでした。

20歳のころによく読んだ自己啓発の本には「使命を探せ」とあるけども「そんなもの本当にあるのか」と思っていました。

大学の研究者を目指していたときに、たまに「なぜあなたは哲学を研究しているのか」と聞かれました。

しかし、まともに答えることはできず、ただ「本を読むのが好きだから」と答えてお茶を濁すしかありませんでした。

ところが「毒出し」をして宮古島に帰ってきたとき、小さいころに祖母が薬草茶をつくっていた記憶を、20年ぶりに思い出したのです。

「なぜ私は医者を目指し、その後フランス文学部に行き、哲学研究者を志して、

ついには薬草の研究に没頭したのか」

この一見して脈絡がないエピソードが一気につながりはじめ、見えていなかった自分の「人生のシナリオ」がはっきりと見えてきたのです。

人生のシナリオが書き換わる理由

毒出しファスティングには、カラダを浄化するだけでなく、バラバラに存在する人生の点と点をつなぎ、人生のシナリオを書き換えてしまう力があります。

これは私に限った話ではありません。

福岡で教室を営んできたMさん（60代後半女性）の言葉です。

「毒出しファスティングをしたら、タイヤみたいな、硬いゴムの塊みたいなものがおしりから出てきて、20年以上悩まされてきた難病指定の関節リウマチが消えてしまいました。

でも、それだけではないです。

これまで、やろうやろうと思ってきた計画に、着手することにしました。本当にいま楽しいです！」

はじめは年齢とともに落ちてきた体力をとり戻そうと思って毒出しファスティングを開始したそうですが、それだけでなく、やろうやろうと思いながらも腰が重くてできなかった芸術家としての活動に踏み出すことができたそうなのです。

彼女が言うには、計画を実行するためには、あることを手放さなくてはならないとのこと。そのため、たくさんのセミナーに行ったりして勉強して、また手伝ってくれる人を真剣に探していたのです。

でも、全然うまくいきませんでした。

ところが、毒出しファスティングを終えた途端に、ものごとがトントン拍子で進んでいきました。

一番にやるべきことが自然と見えてきて、何かしら自然な形で手伝ってくれる人が現れたのです。

いまでは、自分ががんばらないと動かなかった教室が、以前よりも多くの生徒さんに恵まれるようになって、自分自身の本当にやりたい活動に専念できているとのこと。

彼女に限らず、多くの人が「毒出し」によって人生のシナリオそのものを書き換えてしまいます。

ご本人からエピソードを聞くと、私自身「毒出し後の人生」の違いについて驚いてしまいます。

こうした話を聞くのが最近はあたりまえになってきたため、椅子から転げ落ちて驚くようなことは少なくなりました。

ただ毎回、私たち1人ひとりが異なった「人生のシナリオ」を持って生まれていて、それに気がついたときに、劇的に変貌し、輝き出す姿を目の当たりにしていつも感動します。

しかし、なぜ**「毒出し後」の人は、新しい魔法をかけられたように変身してしまう**のでしょうか。

ハーブが持っている「個性を最大化する力」

毒出しファスティングをすると、なぜその人だけの人生のシナリオに自分で気がついて、書き直すといった現象が起こるのか。

もちろんカラダに詰まり、機能を制限していた毒を抜くから、健康体になり、頭も冴えてくる話は理屈が通っていると思います。

一般的な正解は「生産性が上がったから」でしょう。

これについては議論の余地はないです。

ここで話を終えてもいいはずなのです。

しかし、それを超えて、自分の個性を自覚して、心の底からやりたいことを発見する。こうした精神に働きかける作用があるのです。

それはいったい、なぜなのか。

一般的なファスティングをしただけでは、このような現象は起きません。であるならば、その秘密は薬草＝ハーブを使うことにあると考えるしかありません。実際に、私はいくつかの理由でそう考えています。


1つめは、ハーブの「個人の力を活性化する効果」です。

ハーブというと、何かしら「その人の眠っている力を覚醒させる」というイメージをお持ちの方もいます。

精神を一時的に覚醒させる力。人によっては「カフェイン」の強力なバージョンを想像する人もいるかもしれません。

しかし、伝統的な薬草学では、そんなふうには考えません。

外からその人に力を与えて変えるというよりも、内側から、その人の力を引き出すというアプローチを取ります。

私たちは「薬」というと、ふつうは症状を抑える作用を想像するのではないでしょうか。

風邪になったら「熱を下げ、咳を抑える薬」を飲みます。

しかし、伝統的な薬草学では「熱を上げ、咳を増やす」というように症状を加速させ、自然治癒力を活性化させて治癒に導こうとします。

症状そのものを抑えるのではなくて、人間に本来備わっている自然治癒力を回復させる「毒を持って毒を制する」式のアプローチをします。

この考えの根本にあるのは、病気は何らかの形で滞りが起きて、バランスを崩しているからこそ生じるもので、人には本来、病気を自分で治す生命力が備わっている、というものです。

このバランスを取り戻すべく、刺激を与え、調和を取り戻す道具として薬草があります。

西洋薬草学では、人間が不調和を起こして、生命力が発揮できていないことが病の原因と考えました。

古来の薬草家はその人の個性に似た「生命力にあふれた」薬草を与えることで、その人の生命力を取り戻すサポートをしていたわけです。

つまり、薬草にはその人の個性によって違う「自然免疫力」を最大化する力があって、昔から人類はその力を使ってきたわけです。

すべての臓器に「ありがとう」

人にはそれぞれの個性があり、人生経験があります。**そして、それに応じて毒がたまっている臓器が異なります。**

個性を発揮するための力を持っているにもかかわらず、さまざまな理由から封印されているのです。

ご存じの通り、日本社会では1人ひとりの個性は重視されません。「あなたの個性はどのようなものですか？　あなたの強みは何ですか？」こう言われて、即座に「これです」ということ自体、空気が読めないヤツと扱われることもある。一般的に社会で生活するにあたっては、ルールに合わせる必要があります。

とくに日本社会はこうした同調圧力が強いので、個性的であることは簡単ではありません。

「こうあらねばならない」「ああならねばならない」と、自分の個性を押し殺さざるをえません。

毒出しファスティングは、この〝自分自身の個性〟に目を向けるきっかけになるのではないかと思っています。

私たちが意識していなくても、1つひとつの臓器は生命を支えるために日々、それぞれの持ち場で休むことなく、一生懸命働いています。

毒出しファスティングは、いつもがんばって働いている臓器を「たまには休んでね」とねぎらうような気持ちで洗浄する行為です。

一度休ませて、ハーブによって刺激を与え、臓器の再生を促します。

イメージとしては、それぞれの臓器の声に耳を傾け、スポットライトを向け「いつもありがとう」と感謝を伝えることではないかと思います。

もちろん臓器は話せませんから、それぞれの臓器と言葉で対話をするなんてことはできません。

しかし、もし話せなかったとしても、一度は感謝の意識を向けることが必要だと思います。

臓器は私たちがどんなに無茶をしても文句を言うことなく、私たちの生命を止めないように動いています。「ありがとうございます」とお礼の気持ちを伝えることは大事だと思うのです。

もしかしたら「臓器と話すなんてわけがわからない」と思われる人もいるかもしれません。

しかし、私はこう思うのです。

「1つひとつの臓器に気遣うこと自体が、私たちが個性を持ち、世界に1つだけのシナリオを持ち、それをするために生かされていることにつながっている」「さらには何かしら大きな存在に恩恵を受けて、応援されているように感じるこ

とができる」

少なくとも、これらの気づきのきっかけにはなると思っています。

そこにこそ、使命の種が発芽していくのではないでしょうか。

私がそう考えるようになったのは、**肺の難病が発覚し、死を感じたとき**でした。

穴だらけの肺が治った日

ある日、朝の散歩をしていたら、肺が痛くなり、息苦しくなり、病院に駆け込みました。

「気胸《ききょう》ですね」と言われ、突然入院となりました。

手術をすると肺はふくらみ、翌日には退院していました。

ところがその2日後、また肺が苦しくなる。そこでも同じ診断。

再び手術をして、また2日後には退院。そしてまた入院。明らかに一般的な気胸とは違うものでした。**気がついたら、1か月で7回もの入退院を繰り返しました。**

「おかしい」と思った私は、調べてみると、どうやら**遺伝性の肺の難病**であることがわかりました。

私が、日本に数家系あるらしい肺の遺伝性の難病を持つ家系であることがわかったのです。そう言われると、祖母もたしかに肺の病に苦しんでいたことを思い出しました。

私は、肺自体をメッシュでカバーする手術を終えて、日常生活をひとまず取り戻しました。ところが2年後、再発します。

そこから、肺に金属の管を挿入した生活がはじまりました。

突き刺さっている10㎝の管は、咳をするだけで激痛が走ります。

ある日、深夜2時ごろ。

ふと天井の隅を見て、こう言っていました。

「痛い。どうやったら治るの？」

答えを求めているのではなく、ただ誰かに聞いてもらいたい一心で、こう呟いていました。

そのとき、不思議なことに天井の隅から**「お前は何のために生きているのか」**と声が聞こえた気がしました。

突き刺さる金属の痛みを止めてほしいと訴えているのに、生きる意義を問うなんてと思いながら、それに答えられる自分がいなかったのも確かです。

翌朝、起きてしばらくすると、ふと、なぜか図書館に行かなければいけないような気がしました。

フランスのハーブとアロマを使った、自然療法の1冊の本がありました。藁にもすがる気持ちで私は、その療法を試したのです。

肺に植物のエッセンスを吸い込んで、5秒とどめて出す。肺の細胞に植物のエッセンスを届けるというものでした。

呼吸をするうちに、これまで肺のことを考えたことがないことに気がつきました。この臓器が止まったら数分後に私は死にます。とくに私は遺伝的に肺に穴が空いていて、私を生かしてくれるのはきっと大変なんだろう。

２日目の夜、私はこう呟いていました。

「穴だらけなのにふくらむんだ。休むことなく動いてくれて、ありがとう」

翌朝、起きたら金属の管につながれていた空気が入った容器に、血の塊が出ていました。驚いて病院に行ったところ、こう言われました。

「治っていますね。管を外しても問題ありません」

たった3日でした。
万策尽きたと思っていたのが、３日で回復したのです。

宮古島で初めての「医者の家」で育った祖母に学んだこと

どういう機序で肺がふくらんだのか。当時は、さっぱりわかりませんでした。それがわかるきっかけになったのは、祖母の葬式の日でした。

彼女の父、つまり**私の曽祖父は長崎の出島で学び、宮古島で初めての医者となった人でした。**祖母の家は「医者の家」と呼ばれていて、祖母は当時としてはめずらしく大学に進学して、栄養学を学びます。

その後、彼女は酒ばかり飲んで働かない夫（私の祖父）に変わって、5人の子どもを育てるべく高校の教諭をつとめます。

定年後のあるとき、祖母は何かに取り憑かれたかのように、大きなパソコンとプリンターを購入して何かやりはじめました。**薬草茶の販売**のためでした。

「おばあちゃん子」として育った私は、小さくてやせているのに忙しく動きまわる姿に驚き、子どもながらに尊敬していました。

「そういえば、あのときのお茶、どんなハーブが入っていたんだろう」

西洋薬草学の世界に足を踏み入れていた私にとって、自然な疑問でした。葬式の夜、私は祖母の本棚に向かい、そこで1冊の小冊子を発見しました。そこにはこう書いてありました。

「昔から宮古島の伝統薬草は薬膳、薬酒、薬茶、薬湯として重宝がられ、受け継がれてまいりました。ところが化学薬品のあふれる現代で忘れ去られようとしています。私たちは、先祖の知恵と経験をあらためて見直します」

これを読んだとき、私は、祖母がなぜ薬草を広める活動を晩年になってはじめたのか、その意味がわかったような気がしました。

彼女はよく「肺が潰れた」と言って倒れていました。「よもぎを飲んでいれば治る」と、庭のよもぎをジュースにして飲んでいました。

彼女なりのやり方で、植物の持つ力を活用していたのだろうと思います。

そして、実際にそれに助けられていたからこそ、彼女は急に使命感に燃えたように薬草茶の活動をはじめたのだと思います。

自分のように苦しんでいる誰かが助かるかもしれない。そう考えたのではないでしょうか。

翌日、私は受験の合格祈願のために行った海岸線に立っていました。

強く眩しい太陽が頭上にあって、祖母が連れてきてくれた日のことを思い出しました。

なぜ、私はフランスに行ってハーブの世界に没頭することになったのか。

そして、その力に助けられて、肺を蘇生させ、いま生きているのか。

この点がつながり、薬草学を教えるスクールを開始することになったのです。

自然の力に感謝すると、道がひらける

毒出しファスティングをすると、なぜ使命のようなものが生まれるのか。それは自然の力に「感謝」をするからではないかと思います。

そもそも使命は、世界のどこかの誰かのために自分の生命を使って、何かをしたいという気持ちから生まれるものです。

ひねくれていた昔の私は「使命なんて、1人だけの欲望を、もっともらしいきれいごとに包み込んで、正当化しただけのもの。傲慢の産物だ」と皮肉ってすらいました。

ところが、私は薬草の力に命を救われたときに、この考えをあらためました。

私たち人間のために、自然の薬草はそこに存在しているわけではありません。たまたま、そこに生えているだけです。

薬草は人間がつくり出した薬ではない。野菜と違って、私たちが育ててあげたわけではありません。

そこら辺の雑草として生え、邪魔者扱いされることもあります。

私はそんな薬草に命を救われた。どんなに現代の医学がその知を結集しても治らなかった難病を、たった3日で治癒させてしまった。

死にかけていた私の肺の細胞に「生きろ」というメッセージを伝えてくれた。私の肺は息を吹き返したのです。

はたして、私は誰に感謝したらいいのでしょうか。

自然は「恩を返せ」とは言いません。

無言で助けてくれただけです。

感謝の言葉をひと言伝える相手がいない。

恩を返す相手がいない。

ただただ、自然の無償の施しにどのように報いたらいいのか、自分で考えるしかない。自分で行動するしかない。


返す宛先のない無償の愛を受けて、「私はどうやってお返しをしたらいいのか」と考えるところから、人は自分の「使命」を探しはじめるのではないでしょうか。


「私に何ができるのか、どのようにしたら、その恩返しができるのか」

毒出しファスティングをすると、このような〝問い〟が私たちの内部から湧き上がってきます。

この蓄積が、私たちに「使命」のようなものを与え、人生の新しい場面をひらくのです。

毒を出したあとに、人生のシナリオが動きはじめる

これまで私は「毒出し」の効能について書いてきました。しかし、本当のところ、別に毒出しファスティングなんてしなくてもいいのです。

なぜなら、蓄積した毒を出さなくても、すぐに死ぬわけではないからです。毒を日々摂っていたとしても、長生きする人もいます。

多くの人は、毒の存在を気にすることすらありません。毒出しファスティングなんて、一生しようとも思わない人が大多数です。ところが、何かしらのご縁があって、あなたはこの本を手に取った。きっと毒を出すことで、いまの肉体を健康体にしたい。

そして何かしらの目的があって、新しいことをやってみたい。

そう思う世に稀な人だと思います。

もしかしたら、あなたはいま「ファスティングなんて、本当にできるかなぁ」と思っているかもしれません。

しかし、本を手に取った時点で、ここまで読み進めた時点で、あなたならきっと「何の苦もなくできる」と断言します。

試しに1日やってもらえたら、次に4日ぐらい簡単だと思えるはずです。

とにかく「毒出し」をやってみて、人生が劇的に変わる瞬間を体験してみてほしいのです。臓器の毒出しをやり切ったら、それからは、もう一生やる必要はないとすら言えます。

毒がもたらしている不調を解消し、毒の存在がもたらす恐怖が、じつのところは、とるに足らないものであることを知ってほしいのです。

私たちが口にする毒は、言うまでもなく人類がつくり出したものです。生活をより豊かにしようとして、自然に手を加えて、人間の生活の簡便化や合理化のために生み出されたものです。

私たちが文明の利器により生み出して、カラダに蓄積させた毒。それに毒されていることに気づかせてくれるのが、自然界の「毒」である薬草です。

薬草は弱っている細胞に、こう語りかけます。

「それ（毒）は自然のものではない。ためているニセモノを外に出して、もともとの自然の力を発揮しなさい」

野生の本能を目覚めさせるというと少し大げさな言葉かもしれませんが、同じように地球に生命を受けて、たくましく生命力豊かに生きている薬草は、私たちのカラダに、そう語りかけてくるように思います。

ハーブをカラダに入れて、自然の声に耳をかたむけてみてください。
きっと、どこかの瞬間で、あなただけの使命が見えてくるはずです。

毒出し後に、新しい人生がはじまります。

昼

生搾りジュース

・旬な果物（レモンでもオレンジでも…）

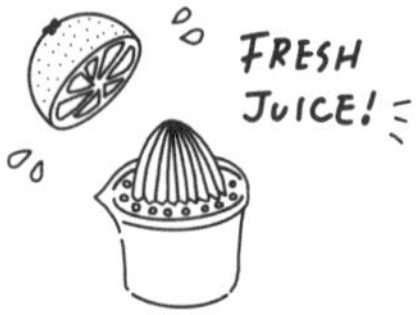
FRESH
JUICE!

＋

ルイボスラテ

・ルイボスティ　1杯
・MCTオイル　小さじ1杯
・グラスフェッドバター　小さじ1杯

→ミキサーor水筒で、
泡立つくらいシェイク！

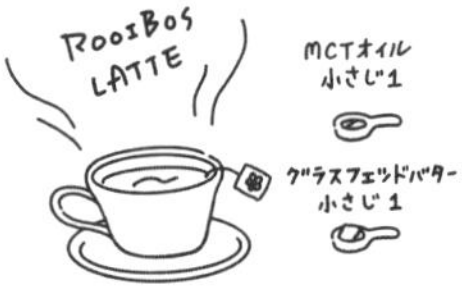
ROOIBOS
LATTE
MCTオイル
小さじ1
グラスフェッドバター
小さじ1

夜

出汁入りの味噌汁

・具材（固形物）は食べない
➡汁を飲むだけ！

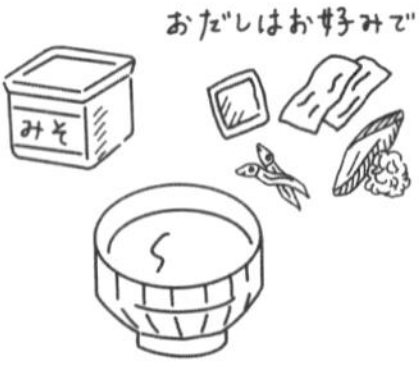
おだしはお好みで
みそ

＋

海苔を数枚

（味つけ海苔はNG）

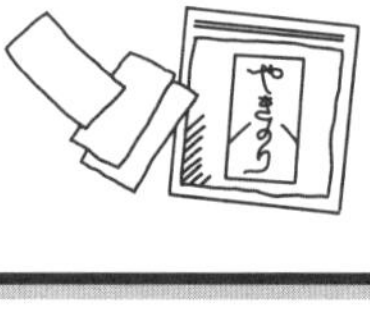

× 4日間

※水は1日2リットルを目安に飲むのがオススメ

最後に復習！

毒出しファスティングの
最も 基本的な4日間

［例］

「腸」の毒出しファスティング

朝

ハーブシェイク

・水　500ml
・サイリウム粉末 2g
・センナ粉末　0.5~1g
・レモン汁or塩　少々

水筒でシェイク！！

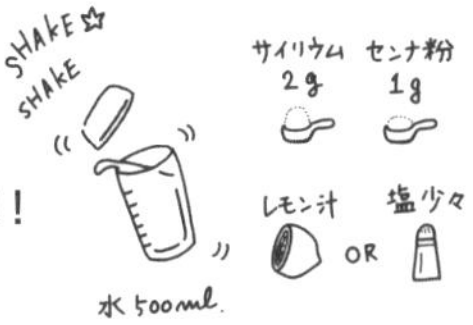

＋

カフェラテ

・コーヒー　1杯
・MCTオイル　小さじ1杯
・グラスフェッドバター　小さじ1杯

→ ミキサーor水筒で、泡立つくらいシェイク！

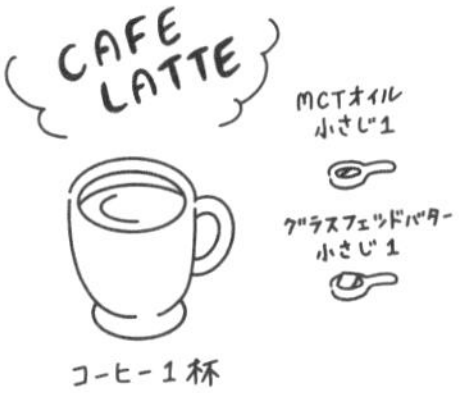

「肝臓」と「腎臓」の毒出しファスティングについては、以下よりDLできます

← 肝臓
https://subarusya1.com/download/detox/detox-2.pdf

← 腎臓
https://subarusya1.com/download/detox/detox-1.pdf

ラクで、美味しい！！
これで、
4日でカラダが
若返る！

あとがき

この本を書き終えてから、ある本を数十年ぶりに開きました。

2回目の浪人が決まったとき、福岡の書店で手にした本で、フランス人の分子生物学者が書いた進化論です。

開くとすぐに、ある文章が目に飛び込んできて、鳥肌がたちました。

「(偶然の)多くのどうでも良い出来事に混じって、貴重な出来事がごく少し存在しており、それが選び出されることで淘汰的な進化が起きる。進化とは一種のタイムマシンなのである」(ジャック・モノー『偶然と必然』みすず書房刊)

この一文のことはすっかり忘れていました。正直なところ、当時はわかったようでわからないと思っていました。

ところが、いま書いたばかりのこの本は「ガマガエルの進化論」でした。

1匹のガマガエルがフランスで「タイムマシン」に出逢って若返り、故郷の海岸で「使命」に気づく物語でもあります。

私は、理由はわからないけども、この物語を入れたかった。


書き終えて、ふと思ったのは、私はこの一文の謎を解くためにフランス文学部に入り、薬草学に出逢い、この本を書いたのかもしれないということです。

「毒出し」をすると、なぜ若返るだけでなく、自分の使命のようなものを見出すのか。過去の一時期まで「タイムマシン」で戻って、現在の行き詰まりを解消し、未来のヒントとしての使命を手にしてしまうのか。

この「問い」にこだわり、不思議な構成の本になったのは、あのとき偶然に出逢った本が起こした、必然的な結果だったのかもしれません。そう考えると、この本は「進化のためのタイムマシン」として書かれたともいえます。

まわりの環境が窮地に陥ったときに、特殊な技術を持っている種が生きのびる。この淘汰によって、種の進化が起こります。

一般に進化というと技術革新を想像します。しかしモノーは、そう考えなかった。生きのびるのは過去に戻るタイムマシンを発動させた個体。

その例として、彼がノーベル生物学賞をとった大腸菌の研究があります。

まわりの環境にブドウ糖がなくなり、乳酸しかなくなったとき、多くの菌は死にます。しかし、一部は乳糖を分解する酵素を出すようになる。

新しい技術が生まれたのではありません。ピンチが訪れたことで、いままでは使っていなかった乳糖を分解する酵素の遺伝子が使われるようになる。何かの封印が解かれて、種は生きのびる。

「毒出しファスティング」が私たちの細胞に与えるのは、ピンチです。

そこで私たちは、眠らせていた何かを解き放つのです。

大げさな話ですが、現代の危機的状況下で、人という種は先祖から託された可能性を引き出すタイミングが来ているのかもしれません。

私はたまにこう思います。

「百年前に医師をしていた曽祖父がタイムマシンでやってきて、現代社会を見たら、どう思うのか」

「進化した」と驚くでしょう。しかしそれだけではないはずです。山積みの問題を見て、過去のとるに足らないと思われている薬草たちを見直すべきだと言うようにも思うのです。もちろん妄想です。しかし、私の筆を通じて、この本に登場してきたのは、ある種の必然だったように思います。

さて、ここで1匹のガマガエルの物語はいったんおしまいにします。
少し恥ずかしかったけど、私にしか語れないはずの話をしました。
ここまで、この本を読んでくださって本当にありがとうございます。もし会う日があったら、あなただけにしか話せない物語を聞かせてください。
この本が、あなたが若返り、新しい物語をはじめるタイムマシンとして役立ったならば、これ以上うれしいことはありません。

ちなみに、本書は3分の1以上の内容をカットしました。

「次回作を乞うご期待！」と言いたいところですが、大事で必要な内容は全部伝えたいので、本書で語れなかったこまかいノウハウをプレゼントします。カットせざるをえなかった話も多数です。巻末のQRコードから受け取ってください。

最後に、この「不思議な本」は、私ひとりの力では到底書き上げることができませんでした。多くの人たちの力のおかげで無事に生まれました。

まずは、すばる舎の小寺裕樹編集長。タイムマシンとガマガエルとファスティング。このよくわからない三本柱の話を「面白い」と出版を決めていただいただけでなく、2年も待っていただきました。書きはじめた私を、百戦錬磨の判断と寛容さで見守っていただき、こんなにも爽やかな本に仕立ててくださいました。ありがとうございます。

次に、ブックオリティの高橋朋宏さん。この「不思議な健康本」をどう成立させたらいいか悩んでいた私の隣で、伴走し、ご指導いただきました。奇跡の書籍を多数生み出したタカトモさんの熟練のアドバイスがなければ、着地させることは不可能でした。ありがとうございました。

そして、TACの原田翔太さんと長倉顕太さん。フランスから帰ってきたばかりの私に、おふたりが「織田さんの本を読みたい」と言ってくれてから、10年以上の月日が流れました。この本が成立し、世に出せたのはおふたりの存在がなければ考えられません。本当にありがとうございます。

ここでは本の成立にあたって直接お世話になった4人の方だけをあげさせていただきましたが、この本は数多くの仲間との対話と応援と励ましから成り立っています。YouTubeの視聴者、SNSフォロワーのみなさん、執筆中に見守ってくれたクラブメンバーのみなさん、本当にありがとうございます。

どこかでお話を聞かせてくれることを、心から楽しみにしております。

織田剛

主な参考文献

Laura Azenard, Le jeûne, ça marche ! Une enquête unique menée auprès de + de 600 jeûneurs et décryptée par 15 experts

Alain Huot, Le jeûne - Une voie royale pour la santé du corps et de l'esprit

Sarah Merran, Thierry Thomas, Ma bible du jeûne : Le guide complet

Romain Vicente, Je jeûne !: Le guide indispensable sur les bienfaits uniques des cures de jeûne:intermittent, saisonnier...

Justine Lamboley et Thierry Casasnovas, Jeûner à la Maison: Le guide pratique pour faire un jeûne ou une cure détox

Christophe Labelle, Le Jeûne Intermittent: Le guide complet du jeûne intermittent pour prendre le contrôle de votre corps et perdre du poids naturellement grâce aux 7 protocoles universels. Avec des recettes diététiques

Lionel Coudron, Le guide pratique du jeûne : Santé, détox, bien-être, prévention.

Yéléna C. Kentish, Le pouvoir du jeûne: Maigrir, guérir, rajeunir

Thierry de Lestrade, Le jeûne, une nouvelle thérapie?

Stella Di Chierico, Le jeûne intermittent: Comment brûler les graisses efficacement et perdre dupoids sans souffrir de la faim

Keli Bay, Jeûne Intermittent: La Formule Gagnante Pour Perdre Du Poids, Débloquer Le Métabolisme Et Rajeunir. Il Ne Faut Que Quelques Hearse Sans Nourriture Pour Obtenir Des Résultats Immédiats

Evelyne Bourdua-Roy, Sophie Rolland, Le grand livre du jeûne : Tout sur la science du jeûne et ses bienfaits pour la perte de poids, la santé et la vitalité

Comment jeûner - Perte de poids, santé, vitalité... les conseils personnalisés d'une médecin et d'un

読者限定

無料プレゼント

①割愛せざるを得なかった「幻の原稿」

②理解を深めるノウハウとQ&A「音声」

③美味しい毒出しレシピの「動画」

書籍では伝えきれなかったこまかいノウハウが満載！
以下のQRコードまたはURLから受け取ってください。

https://france-direct.com/torisetsu-present/

・特典の配布は予告なく終了することがございます。予めご了承ください。

・動画、音声、PDFはインターネット上のみでの配信になります。予めご了承ください。

・このプレゼント企画は、織田剛が実施するものです。
プレゼント企画に関するお問い合わせは「contact@france-direct.com」まで
お願いいたします。

著者プロフィール

織田 剛（おだ・たけし）

薬草研究家。ハーブ・ファスティング®開発者。1979年沖縄宮古島生まれ。宮古島初の医師、薬草研究家の家に生まれる。早稲田大学第一文学部フランス文学科卒、一橋大学大学院言語社会研究科博士課程在学時にパリ第八大学博士課程に留学。フランス文学、哲学を研究。現在はフランスの伝統的な薬草学を紹介し、薬草学の普及、ハーブ治療院をつくるために活動。ハーブ・ファスティング®を開発。NEXTAGE HERBALISTラボ代表。パリ第八大学博士課程在籍中、指導教官にフランスの伝統的薬草学を紹介され、奥深いフランスハーブの世界を知る。当時、フランスで流行していたファスティングの実践で10キロ以上のダイエットだけでなく、体調の劇的な改善を実感する。多くのフランスハーブの人体実験を自ら試みることで、体質改善以上の効果を体感し、研究職以外の道に進むことになる。2015年、肺の遺伝性の難病が発症する。1か月で7回の緊急入退院。手術をするものの、2年後に再発。片肺を切除の宣告を受ける。ところが、フランスのメディカル・ハーブの独自研究で肺の寛解に成功。ハーブの知識を少人数で教えはじめる。フランスの伝統的な薬草学や修道院などでおこなわれていたファスティングの理論を体系化。1年後に欧米の最先端のファスティングの科学研究を融合させたハーブ・ファスティングの技術を独自開発。ネットやスーパーなどで買える素材だけで自宅で苦痛なくできるメソッドは、60歳以上でも無理なく、15キロ以上のダイエットに成功する人が続出。副次的な効果として慢性疾患が改善する実例が続々現れる。現在、メンバーとともに、ファスティングに限らず、ヨーロッパの伝統的なハーブ研究と、東洋と日本の古来の薬草学の研究・実践をするNEXTAGE HERBALISTラボを主催。岐阜で農園を経営しながら、オンラインをメインに全国各地で講師活動をしている。

4日で若返る「毒出し」のトリセツ

フランス式ファスティングでカラダとココロがすべて整う

2024年 6 月30日　第1刷発行
2024年10月17日　第4刷発行

著　者　　織田剛

発行者　　徳留慶太郎
発行所　　株式会社すばる舎
〒170-0013　東京都豊島区東池袋3-9-7 東池袋織本ビル
TEL　03-3981-8651（代表）　03-3981-0767（営業部）
FAX　03-3985-4947
URL　　https://www.subarusya.jp/

印刷・製本　　モリモト印刷

落丁・乱丁本はお取り替えいたします

ISBN978-4-7991-1232-8